DELGADO NATURAL

Un Plan Para Mantenerse

Delgado y Saludable

¡SIEMPRE!

Por Rafael Bolio MD.

TÍTULO: DELGADO NATURAL: un plan para mantenerse delgado y saludable SIEMPRE

AUTOR: RAFAEL BOLIO, MD

PRIMERA EDICION ENERO 2018

Impreso en los Estados Unidos

ISBN-13: 978-0-9997799-2-7

ACERCA DE LA CUBIERTA DE LIBRO: el hombre Vitruviano de Leonardo da Vinci demuestra el resplandor de las matemáticas y el arte, y la comprensión profunda de Leonardo de las proporciones. Es una representación de salud perfecta. Puesto que este libro se basa en la teoría de las proporciones y se esfuerza para obtener una salud perfecta, he decidido utilizar esta imagen para ilustrar mi programa.

Dr. Rafael Bolio

--- ÍNDICE ---

En memoria de mi hermano Ruvince

Para mis Hijos

Para Deborah

(Quien me enseñó a escribir en Ingles)

Para todos mis pacientes

Quienes creyeron en mí aun cuando yo no

LENGUAJE OBSCENO

¡Están advertidos!

Este libro tendrá muchas palabras "obscenas" y espero que no se enfaden conmigo al usar estas palabras. Y no es que quiera ser grosero, pero muchas de estas palabras en la actualidad están ¡increíblemente cargadas de emoción!

Así es que voy a comenzar con la primera palabra obscena:

DIETA

¡Qué asco!

También quiero agregar a esta lista las palabras OBESIDAD Y OBESO(A), las que utilizaré ocasionalmente. Estas palabras no parecen ser políticamente correctas en la actualidad, aunque ciertamente fueron muy normales hace años. Decidí cambiar estas palabras "obscenas" por un nuevo grupo de palabras que son *"exceso de grasa corporal"* esperando que las acepten con menos enfado. Sin embargo, por razones de claridad, cuando sea necesario, usaré las palabras OBESIDAD y OBESO(A), ¿ok?

Si se presentan otras palabras que te hagan sentir incómodo, por favor perdóname de antemano, y otra vez, por favor, ten en cuenta que no estoy tratando de ser insultante o sensacionalista para captar tu atención.

Este es un libro con información además de filosofía.

Si deseas iniciar la dieta inmediatamente, por favor ve directamente a la página 40, donde se encuentra la *Semana 1*.

Una vez que hayas terminado tu primera semana, por favor lee el capítulo *En Sus Marcas, Listos, ¡Fuera!* en la página 36. Este capítulo te explica lo que le sucederá a tu cuerpo en las semanas siguientes, y es muy importante saber qué esperar.

Desde allí te deberías adelantar a leer y aplicar las *Semanas 2, 3, 4, etc.*

Ahora, si quieres tener una visión más amplia de lo que se trata este libro, lee primero *El Sistema Adiposo* que comienza en la página 7.

Si deseas enterarte de qué tanto sabes acerca del exceso de grasa corporal y su tratamiento, solo has la prueba en *Encontrando al Amor de tu Vida* en la página 11.

Si quieres algunos consejos fabulosos para obtener los mejores resultados de esta o cualquier otra dieta, lee *Mejores Resultados*, que comienza en la página 32.

Si deseas reducir solo de ciertas áreas y moldear tu cuerpo, primero lee *Las Hermanitas Obesidad* en la página 22. Después de eso, lee el capítulo especial que describe las ecuaciones matemáticas necesarias para la pérdida de grasa específica que inicia en la página 142 llamado, *Para Médicos y Nutriólogos*.

¡Y luego viene la mejor parte, lo cual es mantenerte sin el exceso de grasa corporal por el resto de tu vida!

Para hacer eso, DEBES LEER EL LIBRO ENTERO.

NO EXISTE OTRA MANERA.

¡Debes leer todo el libro para que el programa de vida tenga sentido, y lo más importante para tener éxito en mantenerte delgado para el resto de tu vida!

Ah, e idealmente deberías leer el libro por lo menos tres veces.

Y no te atrevas a prestarlo a nadie, porque nunca te lo van a volver. ¡Diles a tus amigos que compren su propio ejemplar!

¡Buena cacería!

EL SISTEMA ADIPOSO

Bien, así que no eres médico o nutriólogo, pero todavía deseas leer los primeros capítulos de este libro, que son acerca de la teoría. Eso está bien; simplemente no te preocupes si algunos de los conceptos parecen complicados o difíciles de entender.

Ahora, si eres el tipo de persona que quiere resolver el problema AYER, ve directamente a la dieta de la *Semana 1* en la página 40. Sin embargo, sinceramente te invito a volver y leer cuidadosamente el libro de principio a fin en tres ocasiones.

Así entenderás por qué estaremos haciendo las cosas de la manera en que las vamos a hacer.

Empecemos.

Con toda la información actual que tenemos, debería ser fácil ayudar a las personas a perder su exceso de grasa de forma permanente, ¿correcto?

¡Totalmente incorrecto!

Si queremos tratar el exceso de grasa corporal con éxito, lo primero que hay que aclarar es que es un sistema, al igual que el sistema inmunológico, el sistema cardiovascular o el sistema nervioso central.

Propongo que lo llamemos el SISTEMA ADIPOSO.

EL SISTEMA ADIPOSO:

¿Entonces, hemos descubierto un nuevo sistema? ¡Por supuesto que no! Ha estado justo bajo nuestras narices, pero simplemente no le estábamos prestando atención hasta que comenzó a convertirse en un "gran" problema. ¡Está "cargando" en gran medida nuestro sistema de salud, afecta la baja autoestima, y es una "carga pesada " para llevar!

El sistema adiposo se interconecta con todos los demás sistemas del cuerpo, sobre todo el sistema inmune.

Tanto el sistema adiposo como el sistema inmune responden al mismo tiempo. Tal es el caso con el exceso de grasa corporal en la artritis reumatoide y el asma bronquial. Lo que es aún más interesante es que ambos trabajan en unísono.

¿Por qué necesitamos el sistema adiposo?

Eso es fácil; lo necesitamos para defender nuestro cuerpo, así como lo hace el sistema inmunológico.

¿Y cómo protege el sistema adiposo a nuestro cuerpo?

Lo protege mediante el almacenamiento de nutrimentos necesarios para cuando se presenta un aumento del requisito de estos.

Antes pensábamos que la única actividad del sistema adiposo era almacenar y liberar la grasa, pero estábamos equivocados.

Cuando el cuerpo lo necesita, utilizará toda la célula adiposa para obtener lo necesario para la supervivencia.

Hay bastante evidencia al respecto.

Sólo revisa lo que sucede con el protocolo de HGC (hormona gonadotropina coriónica humana), en la que utilizas una dieta desequilibrada desastrosamente restringida, y a pesar de esto, no hay señas de piel flácida, ni pérdida de la firmeza de senos, o deficiencias de vitaminas. ¿De dónde obtiene el cuerpo lo que no está recibiendo de la dieta? Mi conjetura es que lo hace de toda la célula adiposa.

Y luego está mi dieta de extractos de verdes que aumenta el tamaño del busto en mujeres y al mismo tiempo reduce la cintura. ¿Cómo puede hacer eso el cuerpo cuando está recibiendo solamente 1,300 calorías por día? Mediante el uso de toda la célula adiposa.

También hay investigación en cuanto a cómo diferentes fito químicos bloquean la circulación sanguínea a las células de grasa, sin signos de necrosis. ¿Cómo puede suceder eso?

Tomará tiempo para encontrar la combinación perfecta de nutrimentos y quizás medicamentos para aumentar la capacidad del cuerpo de utilizar sus células de grasa sin generar **Eficiencia Metabólica (starvation mode)**. La posibilidad existe, pero hay que dejar de pensar en restricciones y comenzar a pensar en los ingredientes adecuados.

Ahora bien, si describimos de qué nos defiende, entonces las cosas se ponen complicadas y fascinantes.

Piénsalo, no sólo nos protege de las agresiones físicas, también nos protege de las agresiones abstractas como el miedo, el odio, la ansiedad, etc.

¿Quieres ver una clara conexión entre los pensamientos y el cuerpo? Simplemente estudia el sistema adiposo.

Un último comentario. Si quieres muchas células madre, las vas a conseguir en el sistema adiposo. Trabajan en conjunto con la función de reserva y recuperación del sistema adiposo, lo cual nos hace una máquina de supervivencia espectacular.

Verdaderamente es un sistema fascinante.

Piensa en esto; habríamos perecido de hambruna hace miles de años sin el sistema adiposo. Si existe un monumento creado para honrar el don más grande da la naturaleza, este sería de la célula adiposa.

Tenemos que ver el sistema adiposo con el máximo respeto, al igual que los otros sistemas. Y tenemos que enseñar a nuestros pacientes a hacer lo mismo.

Podemos dividir la grasa corporal en dos compartimentos, grasa estructural y el sistema adiposo.

No queremos deshacernos de la grasa estructural, ni debemos.

No queremos deshacernos del 80% de nuestro cerebro, o una tercera parte de todas las paredes de las membranas celulares, o el pericardio, o mesenterio, o de los senos, o la grasa glútea, o las hormonas, o las prostaglandinas, etc., etc., etc.

Tal vez mañana descubriremos que existe una enfermedad derivada de la grasa estructural, pero incluso entonces no vamos a querer eliminarla.

La otra, la que todos odiamos tener, es el sistema adiposo, el que se acumula en el interior del abdomen, debajo de la piel, y en casi todas las otras partes de nuestro cuerpo.

El exceso de grasa corporal es la grasa que debemos regular.

Pero hay que cambiar toda la terrible desinformación sobre el sistema adiposo.

En primer lugar, no queremos ELIMINAR el sistema adiposo. No podemos. Sería como tratar de eliminar el sistema cardiovascular.

Cuando el sistema inmunológico falla, no queremos deshacernos de él; queremos regularlo.

Siempre he visto el sobrepeso como una señal, tal como la fiebre. Es una señal de que algo más anda mal.

A pesar de que tratamos a la fiebre cuando es excesiva, no creemos que todo está bien con nuestros pacientes con sólo darles una aspirina.

Si esto fuera la solución, no serían necesarios los antibióticos, antivirales, fármacos contra el cáncer, reguladores inmunes, o incluso médicos.

Si no atendemos la causa de la fiebre, se puede desatar un verdadero infierno.

Así que eso es lo que hacemos como médicos, tratamos de descubrir exactamente qué está causando la fiebre y si es necesario, trabajamos sin descanso para ayudar al cuerpo a resolverlo.

Hemos estado tratando muy mal la respuesta del sistema adiposo. Nos estamos centrando en la señal y no en la causa de dicha señal. **Estamos tratando el aumento de peso y no la causa del aumento de peso.**

Que te parece si averiguamos cuánto sabes acerca de por qué se activa el sistema adiposo y sobre todo cómo se puede eliminar de forma permanente el exceso de grasa corporal, ¿OK?

Espero que la prueba en el siguiente capítulo sea divertida, y lo más importante, ¡que te abra los ojos!

ENCONTRANDO AL AMOR DE TU VIDA

En el matrimonio, al igual que en las dietas, debes de tener cuidado en la elección de la pareja con la que vas a pasar el resto de tu vida. Desde luego, no quieres terminar divorciado y tan amargo qué decides no volver a casarte o, peor aún, vivir tu vida en el dolor y la miseria con el cónyuge o dieta equivocada.

Del mismo modo, no quieres comenzar una dieta que te haga sufrir todo el día, o qué sea tan aburrida qué quieras serle infiel todo el tiempo o llegar a frustrarte tanto con los resultados que nunca quieres volver a hacer una dieta.

Con un problema tan complejo y difícil de resolver como el exceso de grasa corporal vale la pena conocer en lo que te estás metiendo y por qué lo estás haciendo, o puedes empeorar un problema en vez de resolverlo.

Si has estado en una dieta, estás planeando estar a dieta, deseas evitar el aumento de peso, o incluso si lo que deseas es ayudar a otra persona a perder peso, por favor toma la siguiente prueba para darte cuenta de lo actualizado que estás de porqué aumenta tu grasa corporal. Y lo más importante, para ver cuánto sabes sobre las nuevas estrategias para perder peso:

Comer grandes cantidades de arroz genera exceso de grasa:

CIERTO_____ FALSO _____

Comer comidas pequeñas y frecuentes te hace adelgazar:

CIERTO_____ FALSO _____

Comer almendras crudas engorda:

CIERTO_____ FALSO _____

Los obesos son menos activos que los delgados:

CIERTO_____ FALSO _____

Debo sentir culpa por comer algo que me puede engordar:

CIERTO_____ FALSO _____

Comer pasta en la noche me hace adelgazar:

CIERTO_____ FALSO _____

Debo sentir miedo de comer ciertos alimentos:

CIERTO_____ FALSO _____

Las personas con sobrepeso tienen poca fuerza de voluntad:

CIERTO_____ FALSO _____

Comer la cantidad que quieras te hace adelgazar:

CIERTO_____ FALSO _____

Las dietas estrictas empeoran mi exceso de grasa corporal:

CIERTO_____ FALSO _____

Ahora, vamos a ver las respuestas correctas:

Comer grandes cantidades de arroz genera exceso de grasa: FALSO

Aquellos que todavía creen que los hidratos de carbono como el arroz te hacen engordar, no han leído una revista médica prestigiosa desgastada por el tiempo, publicada en enero de 1989: Las Clínicas Médicas de Norteamérica. Sospecho que los chinos que viven en China han leído este documento cuidadosamente, ya que la base de su alimentación es el arroz. Comen más de 3,000 calorías al día, y muy pocos de ellos tienen exceso de grasa. Los hidratos de carbono te ayudarán a perder exceso de grasa. La solución es simple; hay que aprender a comerlos correctamente para adelgazar.

Comer comidas pequeñas y frecuentes te hace adelgazar: FALSO

¿Qué vamos a hacer con los investigadores que dicen primero una cosa y luego otra? Primero nos dijeron tres comidas al día, y luego nos dijeron que comer cinco comidas pequeñas al día. Pero investigaciones recientes han encontrado que cinco comidas pequeñas no te ayudarán a perder peso si estás eligiendo las comidas inapropiadas. Una vez más, ser delgado no se trata de comer mucho o poco; se trata de saber qué comer y cuándo comer.

Comer almendras crudas engorda: **FALSO**

La información está cambiando rápidamente, y los alimentos que se creía causaban sobrepeso ahora están resultando ser una de las mejores formas de tratarlo. Algunos de los alimentos altamente calumniados injustamente son las semillas como almendras, nueces, pistachos, etc. No sólo pueden ser consumidas crudas sin aumentar de peso; incluso pueden ayudar a perder exceso de peso y volumen.

Los obesos son menos activos que los delgados: **FALSO**

Debido a la carga generada por el exceso de grasa corporal, una persona con exceso de peso que camina necesita tanta energía como una persona delgada que corre. Las personas con sobrepeso se mueven menos, pero su movimiento requiere de mayor energía. Son tan activos o aún más que una persona delgada.

Debo sentir culpa por comer algo que me puede engordar: **FALSO**

El aumento de grasa se asocia a malos hábitos de alimentación y no tiene nada que ver con valores morales. Ni la virtud ni la lealtad están en juego cuando tenemos el dilema de comer o no comer un chocolate.

La repostería se hizo para disfrutar y no para generar "crisis existenciales". Si tienes una necesidad psicológica imperiosa, profunda y obscura para vivir una "crisis existencial" con los postres, cómetelos de todos modos.

Comer pasta en la noche me hace adelgazar: **CIERTO**

La pasta es la versión italiana del arroz (véase la respuesta a la pregunta número 1). Si se utiliza correctamente, la pasta puede ser una herramienta fantástica para la pérdida de peso.

Debo sentir miedo de comer ciertos alimentos: **FALSO**

Oigan chicos, no funcionamos con electricidad o gasolina, ¡funcionamos con comida! ¿Por qué deberíamos hacerlo con miedo? El miedo de los alimentos sólo causa confusión en la mente de las personas que hacen dieta (o aquellos que quieren evitar el aumento de peso), y como descubrirás más adelante en el libro, es lo que te hace subir aún más de peso y medidas.

Las personas obesas tienen poca fuerza de voluntad: FALSO

No hay nada más equivocado que esta idea acerca del tratamiento del exceso de grasa corporal. Lo que necesitamos es un programa hermoso y sensible que podemos convertir en una forma de vida. ¿Necesitarías fuerza de voluntad si estás locamente enamorado de tu programa de pérdida de peso? No lo creo.

Comer la cantidad que quieras te hace adelgazar: CIERTO

Una vez que aprendas la manera correcta de comer cualquier alimento en la cantidad que desees, notarás que el exceso de grasa corporal desaparecerá lentamente. Es posible - e incluso necesario - comer hasta que estés saciado para eliminar el exceso de grasa corporal.

Las dietas estrictas empeoran mi exceso de grasa corporal: CIERTO

Las dietas estrictas te harán más gordo. Yo fui el primer autor en publicar que el exceso de grasa corporal era secundario a malnutrición o desnutrición en mi primer libro "Cómo Curar la Obesidad". Numerosos investigadores han corroborado ahora este fenómeno.

¿Por qué se genera un mayor acumulo de grasa corporal con las dietas severas?

Nuestro cuerpo se protege contra la ingestión restringida de alimentos por una serie de adaptaciones conocidas como Eficiencia Metabólica (starvation mode). Durante miles de años, hemos tenido que hacer frente a la falta de alimentos nutritivos y equilibrados.

Para sobrevivir en regiones donde la comida era escasa, nuestro cuerpo desarrolló este mecanismo de defensa extraordinario. La Eficiencia Metabólica (starvation mode) se dispara cuando la ingestión de alimentos se reduce o se altera, y es la razón por la cual las personas recuperan su peso previo al dejar su programa de pérdida de peso.

¿Cuál es tu puntuación?

Suma todas las respuestas correctas y anota el total: _____.   Ahora, vamos a interpretar tus resultados:

Interpretación

7 a 10: **¡Excelente!**

Estás al día en cuanto a por qué tu cuerpo almacena exceso de grasa. Si tienes sobrepeso, probablemente se deba a la aplicación inadecuada de tu programa nutricional. ¡Llamo a estas personas los *Obesos Ilustrados*!

4 a 6: **¡Vas por el camino equivocado!**

Has llenado tu mente con mitos acerca de por qué se acumula el exceso de grasa corporal. Estas ideas falsas están interfiriendo con tus intentos para resolverlo.

3 o menos: **¡Lejos de la base!**

Además de la falta de información, estás viviendo una serie de reacciones emocionales que limitan tu recuperación. Debes volver a aprender a disfrutar intensamente todo tipo de alimentos, incluyendo aquellos que pueden provocar la acumulación del exceso de grasa corporal.

Si tu puntuación es inferior a siete, no te preocupes. Muchas personas que toman esta prueba - incluidos los que han estado a dieta durante toda su vida - obtienen una puntuación baja.

Lo que es motivo de preocupación no es la prevalencia de puntuaciones bajas, sino el hecho de que tantos se someten a dietas sin entender por qué acumulan exceso de grasa corporal y, peor aún, ajenos al hecho de que la dieta equivocada puede causarles peores problemas.

¿Por qué hay tanta confusión en torno a este tema?

El exceso de grasa corporal es uno de los fenómenos más complejos en la naturaleza. Ha desconcertado incluso a los investigadores más brillantes. Aquí les doy sólo una pequeña golosina de información que te puede causar mareos:

Dependiendo de las circunstancias, ¡comer lechuga te puede hacer ganar o perder el exceso de grasa corporal! ¡Hablando de complicado!

La investigación de obesidad es tan compleja que causa muchos errores de interpretación.

Aquí están algunas suposiciones falsas comunes:

15

Si comes menos hidratos de carbono (azúcar, miel, pan, arroz, pasta, frutas, etc.), perderás peso y medidas. Por lo tanto, comer hidratos de carbono causa el exceso de grasa corporal.

Respuesta: **Falso**

Cuando eliminas toda la proteína animal (carne, pollo, pescado, etc.), pierdes peso y volumen. Esto significa que el exceso de grasa corporal es el resultado de comer proteínas de origen animal.

Respuesta: **Falso**

Si empiezas una dieta libre en grasas (sin aguacate, mantequilla, crema, etc.), perderás peso y volumen. Por lo tanto, el consumo de grasas causa el exceso de grasa corporal.

Respuesta: **Falso**

Una gran razón para malentendidos es que las personas consideran erróneamente que la pérdida de peso es igual a convertirse en un delgado natural.

Sin embargo, ...

¡Perder peso no es lo mismo que ser un delgado natural!

Metafóricamente hablando, estamos en la Edad Media de la pérdida de peso:

Durante miles de años, la gente estaba segura de que el sol giraba alrededor de la tierra debido a que eso era lo que veían. La información parecía inequívoca hasta que alguien llegó y dijo, "lo teníamos todo mal, resulta la tierra gira al rededor del sol".

El hecho que pierdes peso cuando no comes hidratos de carbono o reduces las calorías no significa que los hidratos de carbono o calorías son la causa del exceso de grasa corporal, al igual que si el sol sale por el este y se mete en el oeste, no significa que gira alrededor de la tierra. Las cosas son mucho más complejas.

Piensa en esto: tomar aspirina hará que la fiebre desaparezca, pero no cura la infección subyacente. Del mismo modo, seguir una dieta estricta hace perder peso, pero no te convierte en un delgado natural.

Incluso puedes obtener un peso saludable con una dieta estricta y ¡AUN ASI TENER EXCESO DE GRASA CORPORAL! Léelo de nuevo: tener un peso saludable no es garantía qué has eliminado el exceso de grasa.

Hay un mundo de diferencia entre perder peso (ver cambios en la báscula) y convertirte en un delgado natural (tener grasa corporal saludable sin hacer dieta).

Se puede perder peso al reducir azúcares (pan, granos, frutas, etc.), grasas (aguacate, manteca, etc.), proteínas (carne, pescado, etc.), o los tres. También se puede lograr por el consumo de drogas como las anfetaminas, hormonas tiroideas y los diuréticos. La diabetes severa, el SIDA, algunos tipos de cáncer y muchas otras enfermedades también te hacen perder peso.

Esta pérdida de peso no tiene nada que ver con ser un delgado natural, ya que una vez que la enfermedad desaparece o se controla (o se detiene la droga, o abandona la dieta), el exceso de grasa volverá. Ninguna de estas circunstancias hará que una persona se convierta en un delgado natural. Los delgados naturales no hacen dieta, o toman pastillas para bajar de peso, o hacen ejercicio, o necesitan tener cáncer para mantenerse delgados.

Si no lo captaste, te lo repito: **LOS DELGADOS NATURALES NO HACEN DIETA.**

Para ser un delgado por naturaleza, debes hacer lo que las personas delgadas hacen: ¡comer lo que desees de todos los grupos de alimentos!

Muchos han pasado sus vidas tratando de perder peso (en vez de convertirse en delgados naturales) con la falsa esperanza de que lo que están haciendo va a "mejorar" su metabolismo. Sin embargo, al reducir o detener la ingestión de alimentos, es imposible "mejorar" el metabolismo.

Cuando restringes en forma severa tu ingesta de nutrimentos, se activa la Eficiencia Metabólica (starvation mode), y por eso recuperas el poco peso que llegaste a perder. Las dietas sólo te hacen perder peso por un tiempo. Para llegar a ser un delgado natural, debes aprender a comer como una persona delgada por naturaleza.

Hace muchos años en una conferencia de la Asociación Norteamericana para el Estudio del Exceso de grasa corporal (NASO), los expertos concluyeron que debido a los cambios metabólicos dramáticas causados por la limitación de alimentos, no existen dietas, medicamentos o procedimientos quirúrgicos que eliminen el exceso la grasa corporal. Los años han pasado, y esta triste situación no ha cambiado.

Así que, ¿cómo sabes si te has convertido en un delgado natural?

Sólo tienes que responder a esta pregunta: ¿Aun estás haciendo dieta?

Si la respuesta es SI, entonces no eres un delgado natural.

Si recuperaste cualquier peso que perdiste (o incluso aumentaste algo), significa que sigues con el problema. No alcanzaste el deseo de convertirte en un delgado.

La única opción para eliminar el exceso de grasa corporal para siempre es cambiar el "comportamiento de gordo" por "conducta de flaco."

Debemos definir el exceso de grasa corporal en cuanto a comportamiento, así como porcentajes (más del 30% de grasa corporal en las mujeres y más del 25% de grasa corporal en los hombres).

Mi clasificación añade las siguientes definiciones de conducta:

• **Obeso Evidente**

• **Obeso Disfrazado de Flaco**

• **Obeso Alivianado**

• **Delgado Natural**

Obeso Evidente: el espejo le dirá a esta persona que tiene exceso de grasa corporal (más del 25% o 30%, dependiendo de su sexo). En cuanto al comportamiento, la mayoría comen con miedo y culpa; se obsesionan sobre su peso; por lo general, no les gusta u odian sus cuerpos; pueden tener una baja autoestima y sobre todo tener hábitos que favorecen la acumulación de grasa corporal (es decir, hacen dieta). Son gordos por dentro y fuera.

Obeso Disfrazado de Flaco: esta gente tiene un peso saludable o un peso bajo. ¡Incluso podrían lucir espectaculares! Sin embargo, mantienen sus figuras a través de dieta, ejercicio, medicamentos, tratamientos corporales, etc. Ni los bulímicos (los que vomitan lo que comen) ni los anoréxicos (los que comen muy poco) ni las personas que mantienen su peso con dieta pueden ser clasificados como delgados naturales, ya que su comportamiento no es natural y practican hábitos idénticos a los Obesos Evidentes. Son delgados por fuera y gordos por dentro.

Obeso Alivianado: Son personas de las categorías anteriores en camino a la recuperación: Han perdido el miedo a la comida, no se sienten culpables después de comer algo, aceptan sus cuerpos y tienen una alta autoestima. Han cambiado los hábitos de alimentación que engordan por hábitos de los delgados naturales y saben que tarde o temprano, se van a deshacer de su exceso de grasa. Son gordos en el exterior, pero delgados en el interior.

Delgado Natural: come sin miedo o culpa. Ellos no necesitan hacer dieta, ejercicio, tomar medicamentos o usar envolturas corporales para ser delgados. Tienen cuerpos delgados debido a sus hábitos de alimentación. Son delgados por dentro y por fuera.

En este libro, te voy a mostrar cómo llegar a ser delgado por naturaleza, cambiando el comportamiento para perder peso. Quiero que dejes de ser un obeso evidente, o un obeso disfrazado de flaco.

Convertirse en un delgado natural requiere de paciencia y prudencia. Descubrirás cómo adelgazar consumiendo todos los grupos de alimentos, pero ten en cuenta que se requiere constancia y de disciplina. Vas a aprender a comer para adelgazar. ¡Es un reto, pero muchas personas ya han tenido éxito!

¿Cuáles son las diferencias entre un programa que te ayuda a ser delgado, y un programa que solo te hace perder peso?

Éstas son sólo algunas reglas:

1. Incluye todos los grupos de alimentos. Si los programas te prometen curarte, pero limitan la ingesta de algún alimento o grupo de alimentos, te están mintiendo. Las restricciones sólo te harán perder peso.

2. Te permite comer lo suficiente para sentirte satisfecho a cualquier hora del día. La idea es comer para adelgazar.

3. ¡Te permite disfrutar de la comida! Además de ser esencial para la supervivencia, la comida tiene la importante ventaja de proporcionar placer. Cada vez que comes, especialmente si tu cuerpo lo requiere, experimentas una intensa sensación de bienestar. Esto se debe, en parte, a que tu cuerpo libera sustancias conocidas como endorfinas. Si un programa es placentero, es una razón más para seguir con él. El placer te ayuda a mantenerte con tu dieta a largo plazo, lo que contribuye a la pérdida de peso permanente.

4. El enfoque no está en el peso. Cuando un programa insiste que el punto más importante es la pérdida de peso, es porque no va a cambiar tus hábitos por los de una persona delgada. El peso es el elemento menos crítico al eliminar el exceso de grasa corporal. Por desgracia, ¡la gente se centra en la báscula porque no saben cómo llegar a ser delgada por naturaleza!

5. **Es lento pero permanente**. Un aumento en la grasa corporal provoca una serie de cambios metabólicos. Las reducciones espectaculares de peso y volumen no dan tiempo al cuerpo para corregir estos cambios. Esa es una de las muchas razones por las que el peso regresa. Se necesita tiempo para recuperar los procesos químicos normales. A nuestro metabolismo le podría importar un comino las necesidades emocionales de perder peso rápidamente. Si estresas tu cuerpo con dietas estrictas, tu cuerpo, mente y alma serán afectados indeseablemente.

6. **Incorpora cambios de comportamiento**. Una pieza de repostería puede hacerte delgado o gordo, dependiendo de cómo la comes. Vas a confirmar esto una vez que hayas utilizado el programa y eliminado la grasa corporal con repostería.

7. **No necesita ejercicio, masajes, suplementos, o productos mágicos**. Si el programa utiliza algo adicional o diferente a la comida, entonces es sólo un programa de pérdida de peso y no una estrategia para convertirte en un delgado natural. No me malinterpretes: no estoy en contra del ejercicio, masajes o suplementos. Pueden tener un lugar en nuestra vida diaria, pero no son útiles para ayudarnos a cambiar la forma en que comemos.

De acuerdo con los resultados obtenidos en talleres que he creado, la gente presenta cambios espontáneos de hábitos positivos después de sólo cuatro semanas. Identifican qué, cuándo y cuánto comer, y dos cosas ocurren de forma espontánea: eligen menos alimentos con grasa y comen más frutas y verduras.

El cambio de hábitos (tener un comportamiento repetitivo inconsciente y eficiente) se produce a las 12 semanas del programa. De ahí en adelante, "comer para adelgazar " se convierte en una respuesta natural.

¿Cómo puedes aprender a "comer para estar delgado por naturaleza"?

Se me han ocurrido diferentes opciones.

La primera es a través del libro <u>Las Dietas Engordan – Comer Adelgaza,</u> que da una serie de menús que ayudan a la gente a demostrarse a sí mismas que pueden, de hecho, "comer de todo para adelgazar."

Ha generado cuerpos espectaculares en miles de personas que están hasta hoy en día naturalmente delgados. Incluso se estudia en las escuelas de nutrición al leer sobre tratamientos de obesidad. Pero hay una trampa: para que funcione, la gente debe comer exactamente lo que está escrito en las cantidades indicadas, aunque se puede comer de más y aun así perder el exceso de grasa.

El libro Las Dietas te Hacen Engordan - Comer te Hace Adelgazar no da la opción de comer de manera diferente de lo que está en el menú. Si estás buscando una pérdida rápida de peso y medidas a través de un programa que te muestra exactamente lo que debes hacer, el libro Las Dietas Engordan - Comer Adelgaza te proporcionará los resultados que deseas.

Este nuevo libro llena un vacío que el anterior dejó, ya que tendrás docenas de opciones para preparar el menú que mejor te convenga.

En él encontrarás al principio un menú rígido que se vuelve cada vez más flexible y variado conforme avanzan las semanas. Va a llegar el momento donde sabrás cómo equilibrar cualquier comida.

La forma lógica para perder exceso de grasa en forma definitiva es cambiando tus hábitos actuales por aquellos de los delgados naturales. Debes dejar de hacer dieta en el sentido tradicional de restricción de calorías.

Y tienes que aprender a equilibrar todos los grupos de alimentos en cantidades suficientes para evitar a toda costa la eficiencia metabólica.

Para lograr una solución permanente, debes cambiar tu comportamiento de alimentación, en lugar de comer menos o no comer en lo absoluto. En otras palabras, simplemente ¡hay que aprender a comer para estar delgado! Pero antes de sumergirte en el programa responde a la siguiente pregunta:

¿Por qué engordamos? ¡La respuesta es fascinante, y espero que disfrutes de este nuevo capítulo que espero sea muy educativo!

Puede ser que incluso termines furioso por no tener quien te haya dado esta información. Pero ten cuidado, ¡porque la ira hace que engordes!

Así que averigüemos por qué el cuerpo acumula exceso de grasa corporal.

LAS HERMANITAS OBESIDAD

La ciencia ha definido por qué y cuándo nuestro cuerpo acumula grasa, y hay cuatro razones principales:

1. MALNUTRICIÓN/DESNUTRICIÓN

2. SOBREALIMENTACIÓN

3. AYUNO PROLONGADO Y FRECUENTE

4. ESTRÉS

Añadiré dos categorías más:

5. BAJA INGESTA CALORICA

6. NEOFORMACIONES

Esta clasificación nos lleva a preguntarnos si estas causas se manifiestan de la misma manera en el cuerpo.

No tendría ningún sentido alguno ya que por un lado se almacena la grasa al comer menos y por otro el otro debido a un exceso de alimentos.

Después de medir cientos de cuerpos y cientos de pacientes a dieta, me he dado cuenta de que, en efecto, la grasa se pierde (y gana) en áreas completamente diferentes, dependiendo de la forma de comer.

Por lo tanto, las llamo las HERMANITAS OBESIDAD. A pesar de que tienen el mismo origen o padre (la célula adiposa), actúan diferente unas de otras. Lo más importante, necesitan un enfoque nutricional diferente.

Vamos a ver cómo afecta cada una a nuestro cuerpo y cómo las he tratado:

MALNUTRICIÓN/DESNUTRICIÓN: La malnutrición/desnutrición hará que ganes grasa en el abdomen. Eso se llama **grasa abdominal.**

Si has leído o escuchado algo sobre el exceso de grasa abdominal, y espero que sí, sabes que este es uno de los más peligrosos, ya que incrementa el riesgo de contraer diabetes, presión arterial alta, enfermedades cardíacas, accidentes cerebrovasculares, colesterol alto, demencia y cáncer.

Y resulta que puedes acumular grasa abdominal, incluso cuando estás ingiriendo una comida balanceada.

Veamos este ejemplo: Cuando una mujer se nutre mal mientras está embarazada, programa a su hijo para que él acumule grasa abdominal a partir de los 30 años de edad. Qué mal negocio: ¡ganar cintura sin tener nada que decir en el asunto!

Y los niños entre los 5 a 9 años que comen menos de lo que deberían, incrementan su riesgo de desarrollar exceso de grasa corporal en su adolescencia justo en el abdomen.

Los adultos tampoco se escapan ya que lo que pierdan en una dieta estricta será recuperado principalmente ¡en su cintura! Que desagradable negocio: acabar con la grasa menos saludable ¡después intentar todo para perderla!

¿Cómo se deshace uno de la grasa abdominal?

Lo haces con un plan de alimentación equilibrado de no menos de 1.300 calorías, y esto es lo que encontrarás en este libro.

¿Cuánto tiempo tienes que esperar para ver resultados? Todo depende de la intensidad y el tiempo que has estado desnutrido. Cuanto más tiempo hayas tenido la panza abultada, más tendrás que esperar para ver tu cintura esbelta.

SOBREALIMENTACIÓN: Esta grasa se acumula principalmente en los glúteos, caderas, muslos, brazos y senos. Eso se llama **grasa glútea.**

La grasa de los glúteos es diferente a la grasa abdominal, y afortunadamente, no se relaciona con el incremento de posibilidades de contraer alguna enfermedad. Tiene primordialmente receptores de estrógenos.

La grasa de los glúteos tiene un trabajo extraordinario en las mujeres ya que se utiliza para el amamantamiento. La leche materna tiene más del 50% de grasa que proviene precisamente de la grasa en sus caderas.

La grasa de los glúteos ha sido el silo de la humanidad durante miles y miles de años. Si no fuera por la grasa de los glúteos, yo no estaría escribiendo este libro y tú no estarías leyéndolo, es decir, la humanidad habría desaparecido de la faz de la tierra. Vez, cuando una mujer amamanta, puede sostener a un niño, incluso con el mínimo suministro de alimentos si tiene grasa en los glúteos y muslos.

¿Cómo deshacerse de este tipo de grasa?

No puede ser comiendo menos, ya que el cuerpo protegerá esta grasa en caso de que deba ser utilizada para la lactancia, y no puede ser con dietas bajas en hidratos de carbono y altas en grasas, o incluso con una dieta con 30% de grasa.

Primero se debe desactivar la **Eficiencia Metabólica (starvation mode)** con una alimentación balanceada y suficiente (por lo menos 1,300 calorías al día) y luego cambiar el balanceo a 27% grasas. Dado que reducir la grasa de la dieta no funciona, se deben *incrementar* los hidratos de carbono buenos al menú. La manera más fácil de hacer esto es aplicar las recomendaciones de este libro durante por lo menos tres semanas, y luego incrementar frutas, arroz, pan y pasta poco a poco al plan de alimentación hasta que se empiece a ver que la grasa de los glúteos desaparece.

3. AYUNO PROLONGADO Y FRECUENTE: Esta grasa se acumula debajo de la piel, por lo cual se llama **grasa subcutánea.**

El mejor lugar para identificar esta grasa es mediante la medición del pecho en la parte más baja del esternón. Las mujeres odian esta grasa porque se derrama por debajo y por encima de sus sostenes. Esta grasa reacciona completamente diferente a la abdominal (visceral) y la grasa de los glúteos. Tiene diferentes receptores y se relaciona con una sustancia llamada lipoproteína lipasa, la cual se libera precisamente cuando hay un ayuno prolongado.

¿Cómo eliminar este tipo de grasa corporal?

Parecería ser el más fácil eliminar ya que todo lo que tienes que hacer es dejar de ayunar. Esta significa que debes comer cada dos a cuatro horas y preferiblemente establecer momentos específicos para el desayuno, almuerzo y cena.

Durante años, jugué con dietas donde la gente comía cada hora, y descubrí que la grasa torácica disminuía SIN IMPORTAR LO QUE LES DABA siempre que lo hicieran cada hora. Esto significa que puedes perder grasa subcutánea incluso con repostería, papas fritas, o lo que se te apetezca. ¡Que rico!

Pero, y aquí está el problema: es difícil comer cada hora. En primer lugar, no es normal que nuestro cuerpo reciba comida cada hora, por lo que terminas forzándote a comer incluso cuando no tienes hambre. Y, en segundo lugar, no es fácil parar tus actividades diarias para comer cada hora. Pero, de nuevo, todo lo que debes hacer para perder grasa torácica es ¡comer con frecuencia!

4. ESTRÉS. Esta grasa se acumula en la parte baja del abdomen: Yo la llamo **grasa de estrés.**

Existe un enorme collage de factores causantes, ya que puede generarse por estrés en el trabajo, por no dormir tus siete u ocho horas (por la razón que sea), infecciones como la varicela, Adenovirus y Firmicutes, cirugías torácicas y abdominales como la histerectomía o apendicetomía, de una amigdalotomía, etc.

¿Cómo eliminar esta protuberancia?

Debes usar una dieta balanceada, ya que, en efecto, es grasa abdominal, pero con un ajuste utilizando fibra soluble y almidón resistente. Las semanas 1 y 2 se encargan de esta grasa, y explicaré el tratamiento más adelante.

5. BAJA INGESTA CALÓRICA: Esta grasa se acumula en la parte superior del tórax, creando un cuello grueso y hombros anchos. La llamo **grasa de hombros.**

Los adipocitos del tórax tienen cortisol intracelular elevado. Hay una enfermedad con cortisol elevado que causa la acumulación de grasa en la parte superior y posterior de tórax. También puede aparecer cuando las personas toman cortisona por cualquier razón. Esta grasa es a veces llamada giba de búfalo. No existe una verdadera desnutrición o malnutrición, pero la persona está comiendo menos de lo requerido por su cuerpo. Una dieta balanceada de 1,600 calorías te protegerá del acúmulo de grasa abdominal, pero si requieres de 2,500 calorías o más, comenzarás a acumular grasa en la parte superior del pecho y los hombros.

¿Cómo puedes eliminar este tipo de grasa corporal?

Debes comer una dieta balanceada con no menos de 1,800 calorías por día. Esa es la cantidad habitual que les doy a las personas mayores de 60 años y obtienen resultados ¡espectaculares! Pero debes tener cuidado de no estar saltando de eficiencia metabólica a una dieta de 2.000 calorías. Esto podría hacer que aumentes de peso antes de comenzar a perder grasa en los hombros. Mi consejo es empezar con poco y aumentar tus calorías gradualmente.

NEOFORMACIONES: Esta grasa se acumula donde ella quiere, haciendo caso omiso de todas las demás hermanas. Por lo tanto, yo las llamo **neoformaciones.**

Algunos lugares son hogar común para estas damas, tales como las bolsas que se forman en frente a las axilas, las "agarraderas" de la cintura, las bolsas que se forman entre los muslos justo debajo de los genitales, la grasa alrededor del ombligo, y cualquier lugar que a ella se le antoje. Actúa independientemente de todas las otras causas, ya que aparece incluso en personas delgadas.

¿Cómo puedes eliminar este tipo de grasa corporal?

Con altas cantidades de vegetales verdes. Los mejores son los "power greens" en inglés. Las hojas de mostaza y los berros se distinguen por ayudar a deshacerte de estas protuberancias. Pero otras verduras también ayudan, incluyendo la col rizada, col verde, bok choi, y la acelga. Puedes cocinarlos o hacer extractos de jugos. No recomiendo comer estas verduras crudas porque debido a unas moléculas llamadas anti-nutrientes, suelen causar molestias intestinales severas. Por otro lado, debes de mezclar tus verduras y espaciarlas durante la semana, porque el alto consumo de col rizada y bok choi puede causar hipotiroidismo. Una vez más, esta estrategia no funcionará si te encuentras en **Eficiencia Metabólica**.

¿Por qué algunas personas tienen todas las hermanas?

Puedes estar comiendo menos legumbres, frutas y verduras de las que deberías (cintura), comer grasas en exceso (caderas), saltarte las comidas (tórax), comer menos calorías de las que deberías (hombros), insuficientes verduras verdes (neoformaciones) y tener estrés crónico no controlado (abdomen inferior). Ah, y las neoformaciones pueden aparecer en cualquiera y en cualquier lugar.

Este es otro punto a considerar: la acumulación de exceso de grasa corporal puede ser un evento en curso, o puede ser evidencia de hábitos inapropiados pasados:

Si tus muslos se hacen cada vez más gruesos, es porque estás comiendo más grasa de la que puedes quemar. Si tus muslos incrementaron hace años, pero están actualmente iguales, comiste exceso de grasa en algún momento previo de tu vida, pero ya no lo estás haciéndolo. Esto es cierto para la grasa abdominal, la grasa de los glúteos, la grasa subcutánea, la grasa por estrés, grasa de los hombros y neoformaciones. Yo llamo a esas grasas estables almacenadas, las **cicatrices** de hábitos de alimentación inapropiados.

Así que, ¿cuál es tu hábito de alimentación inapropiado? ¿Dónde tienes exceso de grasa?

¿Decepcionado?

Deberías de estarlo si has tratado de deshacerte de tu exceso de grasa con un solo tipo de dieta, es decir, Atkins, Sears, Scarsdale, ejercicio, etc., etc., etc.

Dado que cada grasa corporal tiene un disparador diferente, cada una necesita su atención especial. Una dieta no reducirá grasa de todo el cuerpo. La grasa que casi siempre pierdes, la más fácil de todas, es la grasa subcutánea, no por la dieta, sino porque casi todas las dietas te piden comer tres veces al día.

La mayoría de las dietas también te invitan a incrementar los vegetales de hojas verdes, y esto puede ayudarte a perder un poco de grasa abdominal y neoformaciones, pero no va a ser mucho: Con las dietas tradicionales bajas en calorías, se pierde un poco menos de dos pulgadas (5 cm) de cintura en seis meses. Mis pacientes reducen más de dos pulgadas (6 cm) EN PROMEDIO después de cuatro semanas. No hay manera de comparar lo que obtienes con este libro contra las otras dietas estrictas.

Recapitulando: en el tratamiento de todas estas hermanas, hay un camino común que empieza con mínimo 1,300 calorías de una comida balanceada repartida en múltiples tomas. Una vez que hayas cubierto esta base, puedes empezar a trabajar en las partes de tu cuerpo qué más te molestan.

Nadie dijo que era fácil, pero sí puedes hacerlo. Todo lo que necesitas es disciplina y paciencia.

Y lo más importante, no puedes favorecer la pérdida de grasa en determinadas partes de tu cuerpo hasta que hayas tenido suficientes alimentos balanceados para anular la Eficiencia Metabólica (starvation mode).

Ahora, podría ser que lo que acabas de leer es difícil de digerir, y esto está bien. No te preocupes. Por lo menos ahora sabes que lo que siempre has estado haciendo NUNCA te ayudará a obtener resultados a largo plazo.

Entonces, ¿cómo pierdes la grasa para nunca recuperarla de nuevo? Vamos a averiguarlo.

COMO EVITAR EL EXCESO DE GRASA CORPORAL

Después de años de investigación, trabajando en diferentes teorías, y fracasando con todos mis esfuerzos para ayudar a las personas a perder de forma permanente su exceso de grasa, finalmente descubrí la sencilla herramienta que utiliza la Madre Naturaleza para mantener a la gente naturalmente delgada: LA COMIDA. Para entender esto, debemos centrar nuestra atención en las personas naturalmente delgadas en lugar de las personas con exceso de grasa corporal.

Todos tenemos amigos delgados naturales que comen lo que quieren y lo hacen a la hora que quieren. Violan todas las reglas de las dietas y aun así mantienen un cuerpo delgado.

También se rompen todas las teorías acerca de por qué se genera el exceso de grasa corporal. Por ejemplo:

• Los hidratos de carbono engordan.

• Las grasas te hacen engordar.

• Todo te hace engordar.

Así que, ¿cómo le hacen los delgados naturales para mantener sus figuras esbeltas incluso comiendo lo que sea? La respuesta es muy sencilla: comiendo en abundancia y con equilibrio. No son conscientes de lo que están haciendo, o cómo lo hacen, y lo más importante, ¡ni siquiera les importa!

La siguiente explicación utiliza terminologías que pueden ser confusas para el público en general, y más aún si no eres un genio de las matemáticas. Pero no te preocupes si te pierdes. El exceso de grasa corporal sólo puede eliminarse a través de la disciplina y la paciencia. Miles de pacientes se han convertido en delgados naturales sin entender por qué, y, por otro lado, muchas personas entienden todo y siguen teniendo exceso de grasa porque no cambian su forma en que comen.

Diversas organizaciones internacionales de salud, empezando por la OMS, han indicado que debemos comer un 55% de hidratos de carbono, 15% de proteína y 30% de grasas. Un programa de nutrición que refleja estas proporciones se llama una dieta balanceada.

Afortunadamente, estos porcentajes tienen márgenes que hace que sea más fácil comer en equilibrio. Los hidratos de carbono pueden variar de 50% a 60%, las grasas de 25% a 35% y las proteínas de 13% a 20% (una cantidad mucho más estrecha).

También debes incluir por lo menos 25 gramos de fibra en la dieta.

Además de comer en equilibrio, debes comer por lo menos tres veces por día. También es importante comer suficientes calorías: no menos de 1,500 por día.

Si cubres estos requisitos - el equilibrio, la frecuencia y la suficiencia - el cuerpo se mantiene delgado. Pero si te desvías de estos números con malas elecciones (comer fuera de equilibrio, con poca frecuencia o insuficiente) el cuerpo se defiende mediante el almacenamiento de grasa a través de Eficiencia Metabólica (starvation mode). La malnutrición y eficiencia metabólica tarde o temprano generan exceso de grasa corporal.

Engordas cuando no comes bien y cuando no comes lo suficiente de las cosas correctas.

La forma más destructiva de tratar de eliminar el exceso de grasa corporal es a través de dietas estrictas, ya que desencadenan aún más eficiencia metabólica (starvation mode). Por eso recuperas tu peso e incluso aumentas aún más cuando suspendes la dieta.

Después de dos años, las personas terminan pesando un 120% de lo que pesaban al iniciar una dieta. Terminan pesando ¡un 20% más!

En lugar de matarte de hambre, come lo suficiente de una dieta equilibrada para revertir la Eficiencia Metabólica. Una vez que elimines la eficiencia metabólica (starvation mode), perderás de forma natural cualquier exceso de grasa corporal. Pero se requiere de paciencia, un rasgo que es mínimo o nulo en casi todos los que aplican alguna dieta de reducción.

Algunos incluso pueden aumentar peso y volumen al aplicar una dieta equilibrada y suficiente. ¿Por qué?

Esto se debe a la desnutrición severa que está siendo corregida por nuestro cuerpo. Corres el riesgo de aumentar de peso y volumen con una dieta equilibrada y abundante. Los que tienen Eficiencia Metabólica (starvation mode) severa aumentarán algo de grasa corporal al principio. Pero hay que tener en mente que según las estadísticas de todos modos terminas con un 20% más de peso al utilizar dietas tradicionales bajas en calorías. ¿No te parece mejor subir un poco al principio, y terminar delgado dos años más tarde?

Una manera de salir de este dilema es comenzar con pequeñas porciones de alimentos balanceados e incrementar tus porciones lentamente. Es el enfoque de este libro.

Si te sientes audaz, comienza con planes de abundancia (Semanas 4 en adelante), pero si el aumento de peso te aterra, comienza con la Semana 1, y gradualmente añade más alimentos y grupos de alimentos a medida que avanzas.

Ahora, digamos que por alguna razón no lógica comiste lo menos posible en la semana 1 y de todos modos aumentaste de peso: esto significa que tienes malnutrición severa y debes consultar a un nutriólogo que te ayudará a recuperarte.

¿Qué hay acerca de comer un exceso de hidratos de carbono, proteínas y grasas?

Actualmente, muchos científicos están ahora de acuerdo que las proteínas, los hidratos de carbono de absorción lenta y las grasas vegetales crudas por sí mismas no causan la acumulación de exceso de grasa corporal.

En primer lugar, nuestro cuerpo tiene mecanismos de autorregulación que nos impide comer excesos de estos alimentos. Incluso si comemos en exceso, tenemos una respuesta fabulosa llamado termogénesis que quema esas calorías. La termogénesis se activa mientras no tengamos eficiencia metabólica.

Hasta la fecha, el único alimento que ha demostrado generar rápidamente acumulo de grasa corporal es cierto tipo de grasa.

Hay diferentes tipos de grasas: saturadas (mantequilla, crema, manteca de cerdo, etc.), poliinsaturadas (grasas que se encuentran en el maíz, cártamo y aceites de girasol, etc.) y monoinsaturadas (aceites de oliva, canola, y aguacate). Los que podrían generar un exceso de grasa corporal son las grasas saturadas obtenidas de animales terrestres y grasas vegetales sometidas al calor.

Actualmente se recomienda reducir la ingesta de grasas saturadas aumentando las grasas mono o poliinsaturadas. No se deben eliminar las grasas saturadas de la dieta porque se rompe el equilibrio nutricional, se activa la Eficiencia Metabólica (starvation mode) y el cuerpo acumula exceso de grasa corporal.

Es un juego de porcentajes: ¡muy poco y demasiado te hará engordar! Entonces, ¿qué porcentaje de grasas podemos comer para una pérdida segura de grasa?

En mi práctica, he encontrado que menús con un total 27% a 33% de grasa logran lo que llamo una "pérdida de grasa estable", es decir, es difícil volver a recuperar todo lo que se perdió incluso cuando se deja de comer una dieta equilibrada y se come desastrosamente durante un par de semanas.

Llevando esto un paso más allá, elaboré dietas con exactamente un 30% de grasa, y se presentaron los cambios más extraordinarios. ¡La gente perdió más de cintura que de cualquier otra parte del cuerpo!

Esta fórmula es la base de mi libro <u>Las Dietas Engordan Comer Adelgaza</u>, y lo apliqué en mi "Taller de Cambio de Hábitos de Alimentación." Es la distribución que recomiendo en este libro y mi trabajo diario. ¿Por qué?

Una cintura abultada aumenta el riesgo de desarrollar diabetes, enfermedad cardíaca, accidente cerebrovascular, cáncer y reducción de la testosterona. Por eso lo primero se debe eliminar la grasa intra abdominal.

Cuando reduje la grasa de la dieta a un 27% se redujo el volumen de las caderas, los muslos y los brazos. Como se pueden imaginar, mis pacientes femeninas con caderas abultadas ¡quedaron fascinadas!

Al aumentar la proteína a un 20%, haciendo hincapié en proteínas de buena calidad biológica, descubrí qué se pierde volumen del abdomen superior y las mejillas. Cuando usé proteína de origen vegetal, la piel flácida causada por dietas previas se normalizó. ¿No es fabuloso?

También descubrí una manera de reducir grasa abdominal acumulada en el bajo vientre (entre el ombligo y el hueso púbico). Voy a explicar la forma de hacer esto en Semana 1.

MEJORES RESULTADOS

El consejo de comer más para perder exceso de grasa corporal ha existido desde hace ya decenas de años. Me atrevo a decir que cada nuevo libro sobre dietas que se ha publicado durante los últimos diez años comienza con esta tesis.

El nombre científico para estas dietas es AD LIBITUM. Lleva a cabo una búsqueda de esta palabra en el Internet y obtendrás millones de vistas.

Entonces, ¿por qué no se ha vuelto tremendamente popular el comer para adelgazar?

Esto se debe a que las personas cometen una gran cantidad de errores al aplicar este, y, por cierto, cualquier otro plan de reducción.

Estos errores no tienen nada que ver con la disciplina, la motivación o la resolución.

El error radica en procesos de razonamiento defectuosos, y si no los identificas y los cambias, no podrás erradicar tu exceso de grasa corporal.

Tienes una excelente oportunidad de deshacerse del exceso de grasa corporal para siempre y, al mismo tiempo, obtener el cuerpo de tus sueños. Y, por cierto, tu médico también te felicitará por tus resultados de laboratorio.

Sigue las reglas del juego tal como están indicadas. Por favor, evita ser creativo y original.

Si no sigues estas reglas sencillas, puedes perder enormes cantidades de peso y volumen, pero aumentarás el riesgo de volver a recuperar los kilos perdidos, y no quiere ni necesita eso, ¿verdad?

Quizás cuando la gente escucha "comer para perder" por primera vez, lo considera locura total o una solución mágica, o peor aún, algo que sucederá espontáneamente. La triste noticia es que no es así.

Por otro lado, no es mágico. No puedes usar una varita mágica solo con el deseo de hacerlo funcionar. Necesitas compromiso y disciplina.

Por lo tanto, permíteme compartir algunos de los procesos de razonamiento defectuosos más comunes que colocan obstáculos insuperables en tu camino. Evítalos, ¡y podrías obtener resultados espectaculares!

Falta de evidencia objetiva: este es el peor razonamiento defectuosos de todos. En este programa NO SENTIRÁS nada cuando apliques el programa, y por lo tanto lo dejarás pensando que no te está sirviendo.

Te recomiendo encarecidamente que uses evidencia objetiva para establecer lo que está pasando con tu cuerpo. Pésate, mide tu cuerpo, toma fotos y videos de antes y después, prueba ropa no elástica que ya no te queda.

No prestes atención a lo que SIENTES, porque lo que sientes casi nunca es lo que realmente está sucediendo. Por cierto, usamos este razonamiento defectuoso en casi todas las áreas de nuestra vida. No nos han enseñado a desafiar lo que sentimos con evidencia objetiva.

Si vamos por la vida tomando decisiones basadas en lo que sentimos, crearemos un estilo de vida desastroso. Todos tenemos el derecho de sentir cómo queremos sentirnos, pero cuando se trata de decidir qué hacer con estos sentimientos, más vale que obtengamos evidencia objetiva para tomar las decisiones correctas.

Por lo tanto, no confíes en ti mismo acerca de lo que sientes y, sobre todo, no tomes decisiones basadas solo en esos sentimientos.

Miedo a la comida: Este es el razonamiento defectuoso número dos. Cuando las personas toman decisiones basadas únicamente en el miedo, casi siempre obtendrán resultados desastrosos. No te permitas tomar decisiones nutricionales basadas en el miedo.

Si eres como la mayoría de las personas que hacen dieta, has probado toda una gama de programas que son, francamente, ridículos, como eliminar algo porque "te engorda". Si crees que esta es probablemente otra estrategia ridícula, no tienes nada que perder intentándolo. Después de todo, ¡ya has probado otros métodos locos! Y si funciona, tienes las pruebas de que está bien seguir comiendo a pesar del miedo que puedas tenerle a la comida.

Culpa: Este es el razonamiento defectuoso número tres. Solo pregúntate, ¿cuántas horas de culpa necesitas para perder una libra? La respuesta es ninguna, porque la culpa no te hace perder peso si no aplicas una dieta.

Aquí es donde las personas con malos hábitos viven "el éxtasis y la agonía": éxtasis cuando satisfacen un antojo y agonía por haberlo comido. Usualmente tratan de "limpiar" su culpa comiendo menos o incluso haciendo ayunos severos. Esto solo aumenta la probabilidad de derrochar OTRA VEZ cuando la hambruna pega con suficiente fuerza, incluso a pesar del terror que se le tenga a la comida. El círculo vicioso se cierra: miedo, atracones, culpa, ayuno, miedo, atracones, culpa, ayuno, etc.

Cuando comas un "extra", simplemente sigue comiendo lo que recomienda el programa. Digamos que acabas de tragar una libra de pastel y no tienes hambre a la hora de la cena. El "castigo" será comer lo que te toca para la cena, ¡aunque no tengas hambre!

Créeme; esta es la actitud más lógica y sensata que te puede ayudar a perder el exceso de grasa en forma permanente.

Administración ineficiente: las personas tienen la idea errónea de que las cosas sucederán mágicamente con solo la decisión de hacerlas. Esto no es así.

La mala administración es un problema grave y prevalente de hoy. Tenemos muchas responsabilidades: carrera, niños, relaciones, etc. Puede parecer que no hay tiempo para preparar el programa nutricional.

La queja más frecuente que escucho es que no se tiene tiempo para preparar comidas o incluso para comer lo que ya está preparado. Has el compromiso de buscar el tiempo para comer lo que tu cuerpo requiere.

Tal vez lo que más necesitas es dejar pendiente la mejor dieta en el mundo, para primero mejorar la administración de tu vida agitada.

Perfeccionismo: Esto puede afectar el programa en forma negativa de dos maneras: en primer lugar, impide incluso comenzar el programa si hay alguna posibilidad de fallar: ya que siempre es posible cometer errores, el perfeccionista nunca comienza. En segundo lugar, una vez que un perfeccionista inicia el programa y comete un error, lo suspende. Quiere hacer las cosas tan perfectas que nunca las hace. Errar es humano, y la mejor actitud que puedes tomar es la siguiente: si cometiste errores ayer, no importa ... sigue adelante hoy y no te preocupes por el mañana hasta que llegue.

Adherencia: es un término utilizado por los médicos para referirse a la diligencia con que los pacientes aplican sus tratamientos. Idealmente, deben seguir la dosis prescrita en la cantidad recomendada y durante el tiempo indicado. En los Estados Unidos, se han realizado numerosos estudios sobre adherencia, y encontraron que los pacientes solo siguen el 80% de las recomendaciones del médico.

Si quieres convertirte en un delgado natural, sigue este programa en la forma más diligente posible (pero no con una actitud perfeccionista). Es posible que falles al programa de tres maneras:

Comiendo más de lo que recomiendo. Este es un error menor, ya que mientras te adhieras al resto del programa, reducirás peso y volumen de todos modos, aunque de forma más lenta.

Comiendo menos de lo recomendado. Es un grave error que condena tu cuerpo para recuperar todo lo que has perdido a largo plazo. Come las cantidades recomendadas, incluso si a veces no tienes apetito, e incluso si previamente te hartaste de algo que no estaba en tu plan.

Reduciendo el número de veces que se come. Son siete comidas pequeñas por día. Si comes menos de tres veces por día, perderás grasa de su tórax con más lentitud. Si omites una comida por la razón que sea, cómela en otro momento del día, incluso sin hambre.

La mejor manera de establecer adherencia es tomando nota de todo lo que comes. No confíes en la memoria, porque tarde o temprano estarás destrozando tu cerebro tratando de recordar si comiste pasteles o lechuga ayer. Escribe todo lo que comes con perfección obsesiva. Toma fotos de cada alimento, anota incluso lo que piensas sobre lo que estás haciendo.

Una investigación demostró que en tres meses se pueden perder hasta 35 libras de exceso de peso cuando se registra lo que se come. Esto es de lo que se pierde con la cirugía bariátrica.

Por lo tanto, si deseas obtener resultados de tipo quirúrgicos, ¡empieza a registrar tu viaje hacia un cuerpo de un delgado natural!

Conclusiones

Come lo que recomienda este libro, incluso si eres un perfeccionista, sientes miedo o culpa, no crees que funcionará, no tienes el tiempo o cualquier otra excusa que se te pueda ocurrir para dejar de comer.

EN SUS MARCAS, LISTOS, ¡FUERA!

¿Cómo se puede convertir la teoría en práctica y deshacerse de la grasa corporal de la manera correcta? He creado tres enfoques diferentes:

Mi libro <u>Como Curar la Obesidad</u> recomienda un orden de alimentación especial: primero frutas y verduras, en segundo lugar, proteína animal y vegetal, y finalmente alimentos con azúcares procesados y grasas. Aunque funciona, no solemos comer de esa manera. Comemos un sándwich, no lechuga y tomates primero, queso segundo, pan tercero ¡y finalmente mayonesa!

Mi libro <u>Las Dietas Engordan Comer Adelgaza</u> indica un programa de comidas mixtas que te lleva de la mano y te da exactamente lo que necesitas comer todos los días de la semana durante siete semanas consecutivas. Se organizaron las recomendaciones para obtener un equilibrio nutricional después de comer todo en un período de 24 horas. La ventaja es que se basa en comidas mixtas, es decir, se come un sándwich típico. Pero debes comer exactamente cómo está distribuido, y tienes poco espacio para la variedad o la creatividad.

En este libro, presento un nuevo plan que es equilibrado y al mismo tiempo flexible:

COMIDAS DE BASE Y PAQUETES DE EQUILIBRIO:

Esta nueva estrategia ofrece **"Comidas de Base"** que incluyen lo siguiente:

Snack al despertar

Bocadillo de media mañana

Comida principal

Bocadillo de media mañana

Refrigerio por la noche

Cuando hayas comido estos cinco alimentos, habrás obtenido un programa nutricionalmente balanceado.

Hay un total de ocho **"Comidas de Base,"** comenzando en la Semana 1 y terminando con la Semana 8. ¿Cuál es la diferencia entre ellos? Se aumentan las calorías y nuevos grupos de alimentos conforme van avanzando las semanas.

El desayuno y la cena no están incluidas en las **"Comidas de Base."**

Los **"Paquetes de Equilibrio"** serán utilizados para el desayuno y la cena. Los **"Paquetes de Equilibrio"** tienen por sí mismos los ingredientes para el equilibrio nutricional. Aprenderás cómo preparar y cambiarlos de cualquier forma que desees. Significa que un día puedes comer huevos revueltos, la siguiente avena, y al tercer día ¡un sándwich de queso fresco! No importa el **"Paquete de Equilibrio"** que utilices, estarás comiendo un desayuno y una cena equilibrada.

Ahora voy a entrar en un poco de información que espero los Nutriólogos van a disfrutar. No es necesario que entiendas TODO para utilizar el programa. Incluso si el párrafo siguiente no está claro, lo único que debes hacer es aplicarte las reglas. Aquí vamos:

Cada **Paquete de Equilibrio** y cada **Comida de Base** se compone de alrededor de 55% de hidratos de carbono, 15% de proteínas y 30% de grasas (20% o más de grasas poli o mono insaturadas y 10% o menos de grasas saturadas). Los alimentos tienen un índice glucémico bajo durante las primeras semanas. También incluí alimentos con ácidos grasos mono y poliinsaturados, así como alto contenido de ácidos grasos omega 3.

Eso fue fácil, ¿no es así? Y se pone mejor:

Hacia el final del libro vas a estar haciendo algo que puede ser incluso divertido: en la semana 8, utilizarás Paquetes de Equilibrio Especiales que son combinaciones deliciosas, pero que aconsejo solo comer de vez en cuando (te voy a decir por qué más adelante).

He dividido el programa en tres fases, cada una de las cuales por lo general causa diferentes tipos de pérdida de grasa:

Fase Estricta (semanas 1, 2 y 3)

Fase Estéticas (las semanas 4 y 5)

Fase Sabrosa (semanas 6, 7 y 8)

Fase Estricta: Provoca una pérdida rápida de peso y medidas. Está estructurada para reducir la cintura y sobre todo a eliminar la grasa del abdomen inferior (entre el ombligo y el hueso púbico).

Fase Estética: (tal vez) se reduce más lentamente el exceso de grasa y se estimula al cuerpo a recuperar la grasa saludable donde debería haber alguna. El cuerpo de la mujer acumula grasa saludable en los pechos y las caderas. Las mujeres que hacen dieta a menudo pierden algunas de estas curvas y la fase estética les ayudará a recuperar sus curvas hermosas.

Cuando recuperes la grasa normal o estructural de la cara, se reducirán tus líneas de expresión, y te verás diez a veinte años más joven.

Esta fase ayuda a las mujeres a obtener una figura curvilínea y a la vez esbelta. La masa muscular se recupera tonificando glúteos y pantorrillas. Los hombres notan que sus piernas y brazos se vuelven más musculosos y tonificados.

Fase Sabrosa: El cuerpo está experimentando una reacción estética (la pérdida de grasa en donde se debe y al mismo tiempo recuperando grasa en donde se debe), pero es mucho más lento porque incluirás combinaciones que no son tan rígidas, ¡pero sumamente deliciosas!

A pesar de que la movilización de grasas se ralentiza, se gana flexibilidad y variedad. Y con más flexibilidad, eres más propenso a seguir con el programa.

La repetición forma un hábito y los hábitos tienden a ser permanentes.

Las primeras semanas son monótonas, ya que deben repetirse las "Comidas de Base" en conjunto con los "Paquetes de Equilibrio" respectivos. Pero no te preocupes, se añadirán más y más opciones conforme avancen las semanas.

Una vez que hayas completado todas las recomendaciones del libro, se te va a invitar a crear tu propio plan de alimentación.

Tal vez puedes optar por utilizar la Comida de Base 4 un día, y cambiar a la Comida de Base 3 el siguiente día. No hay manera correcta o incorrecta de combinar el plan de alimentación; ¡sólo TU MANERA!

Una vez que domines este libro, es bastante difícil que recuperes la grasa que eliminaste, convirtiéndote verdaderamente en un ¡delgado natural!

También encontraras un regalo especial al final de este libro.

Hay una sección que presenta las ecuaciones matemáticas que utilizo para generar la pérdida de grasa en áreas específicas del cuerpo.

Habrá dos fases en la nueva era de la nutrición:

La primera será a dominar el exceso de grasa corporal. Y con el apoyo de este libro, espero ayudar a millones y millones de personas a ser ¡delgados naturales!

La segunda será moldear el cuerpo mediante la reducción o el aumento de grasa corporal a través de acciones específicas. ¡Esto va a ser muy divertido!

Las ecuaciones al final del libro son para doctores y nutriólogos. Pero si manejas bien programas de cómputo de nutrición, tú mismo serás capaz de crear programas de pérdida de grasa dirigida.

Si no eres un experto en programas de computadora de nutrición, he creado y dietas especiales en mi página Web boliodiets.

Te pueden ayudar a dar la forma que desees a tu cuerpo.

Existe un costo monetario, uno pequeño.

Y espero que obtengas el mismo resultado que miles de personas ya lo han logrado. Puedes ver algunas fotos de antes y después en mi sitio de Facebook Dr.Bolio

SEMANA 1

Comida de Base 1

Paquete de Equilibrio 1

Licuados de Equilibrio 1-3

Comida de Base 1

Al despertar   1 taza de melón, o papaya, o sandia, o fresas, o jícama
    2 almendras enteras crudas o 1 nuez entera cruda

Desayuno: Licuado Balanceado o Paquete de Equilibrio 1
(Explicado abajo)

Media mañana: 1 taza de melón, o papaya, o sandia, o fresas o jícama
    2 almendras enteras crudas o 1 nuez entera cruda

Almuerzo: 2 onzas de atún enlatado en agua o pechuga de
pavo o pechuga de pollo (orgánico)
½ aguacate Haas mediano (80g de pulpa)
2 tazas de ensalada de hojas verdes
Agua simple, te o café sin azúcar al gusto

Media tarde: 1 taza de melón, o papaya, o sandia, o fresas o jícama
    2 almendras enteras crudas o 1 nuez entera

Cena: Licuado Balanceado o Paquete de Equilibrio 1

Al dormir: 1 taza de melón o papaya o sandia o fresas o jícama
    2 almendras enteras crudas o 1 nuez entera cruda

MÍNIMO8 VASOS DE AGUA DURANTE EL DIA

Calorías	Hidratos de carbono	Proteínas totales	Grasa total	Grasa saturada	Fibra
449	51%	20%	29%	4%	18 gr.

Nota: las calorías de este día SOLO corresponden a Comida de Base1. Para saber las calorías para todo el día, agregue calorías de Paquete de Equilibrio 1 y los licuados equilibrados 1 al 3.

Al despertar: Es importante que comas tus frutas y nueces crudas tan pronto como te despiertes y no más de media hora después de hacerlo, antes de tu ducha, actividad física, e incluso antes de vestirte. Con el tiempo, llegarás al punto en donde tu apetito será tu despertador. Utiliza una taza de medir de 8 onzas para asegurarte que tienes la cantidad exacta.

Ahora bien, si desayunas tan pronto como te despiertas, por favor continúa con este hábito excelente. Todo lo que debes hacer es tomar tu fruto con semillas junto con tu desayuno.

Desayuno: Batidos balanceados 1 al 3 y Paquete de Equilibrio 1 como se describe a detalle más adelante. Idealmente, desayuna máximo dos horas después de despertarte.

Media mañana: Come tu fruta especifica con almendras crudas o nuez de 2 a 3 horas después del desayuno, y espera dos o tres horas más para almorzar.

Almuerzo: Siempre pesa la proteína después de su cocción. La cantidad es mínima: 2 onzas de atún o 2 onzas de pollo o pechuga de pavo.

Si tienes celulitis severa o tienes prisa por perder peso, tu mejor opción será el pescado, incluyendo al atún. Una palabra de precaución sobre los pescados grandes de agua fría: debido al contenido de mercurio, la USDA recomienda que comamos no más de 12 onzas por semana de atún o salmón.

Puedes comer cantidades libres de peces más pequeños, como el arenque, la macarela y las sardinas.

Pesa tus 80 gramos de pulpa de aguacate Haas (2,6 onzas) después de eliminar la piel y las semillas.

Puedes utilizar cualquier tipo de verduras verdes para tus ensaladas, tales como lechuga, espinaca, apio, rúcala o arrúgula, brócoli, etc. Puedes añadir pequeñas cantidades de zanahoria, maíz y tubérculos como la papa, camote, etc., para darle más sabor.

Es muy posible que este almuerzo no te deje saciado (lleno) y para resolver esto; tienes dos opciones: la mejor opción es aumentar las verduras ya que puedes comer tantas como desees en cualquier momento del día. La otra es agregar una de las tostadas recomendadas para el desayuno y la cena. Bebe mínimo ocho vasos de agua pura al día (aún más en climas cálidos), y aprende a disfrutar de ella tal como es. Si deseas agregarle sabor, puedes añadir café, un poco de té de hibisco, jugo de limón, té verde o negro, rodajas de pepino, hojas de menta, cáscara de naranja, etc.

Cuando sazones, usa condimentos que favorecen la pérdida de grasa: semillas de mostaza, sal del Himalaya, pimienta, jugo de limón, polvo de miso, salsa picante o chiles, vinagre de manzana, jengibre, cúrcuma, ajo, cebolla, café, té verde o negro, yerba mate y granos de paraíso. Las semillas de mostaza y los granos de paraíso pueden aumentar el metabolismo en un 25%. ¡Wow!

Si preparas la comida con condimentos, nadie sabrá que has cocinado sin aceite. Esta una excelente jugada, como explicaré más adelante.

Media tarde: come cualquiera de la fruta recomendada, junto con nueces o almendras crudas 2 a 3 horas después del almuerzo. Esto funcionará perfectamente para aquellos quienes ya botanean entre 2 y 3 PM.

Si tomas tu cena 8 horas o más después del almuerzo, puedes añadir a una porción extra de frutas con semillas. Por ejemplo, el almuerzo a las 12, un bocadillo de fruta a las 3, otro bocadillo de frutas a las 6, y la cena en las 9.

Cena: Batidos Balanceados y Paquete de Equilibrio 1 como se describe más adelante.

Al dormir: algunas personas duermen inmediatamente después de irse a la cama. Otras se acuestan para ver la televisión, leer y platicar con sus miembros de la familia antes de conciliar el sueño. Tu aperitivo debería ser después de estas actividades y justo antes de cepillarte los dientes para ir a dormir.

Se muy diligente en beber ocho o más vasos de agua al día. Esta semana es muy alta en fibra, y no quieres tener cólicos por falta de agua.

Dos vasos de agua antes de un alimento aumentan tu metabolismo. Por lo tanto, sería una muy buena idea beber dos vasos antes del desayuno, almuerzo y cena, y dos vasos más en cualquier otro momento del día.

He intentado cubrir los hábitos de alimentación más comunes de la población en general. Si este horario no se ajusta a tu rutina diaria (por ejemplo, si trabajas por la noche), puedes intercambiar las comidas para adaptarse a ti, ya que el orden de la ingesta no afecta a la rapidez con que se pierde peso o volumen. Sólo programa tu día para comer algo cada dos o tres horas mientras estés despierto.

LICUADOS O PRA (PLAN DE REEMPLAZO DE ALIMENTOS)

Prueba cualquiera de estos batidos para el desayuno y la cena, te pueden ayudar a revertir la Eficiencia Metabólica con problemas digestivos mínimos o nulos.

Licuado de Equilibrio 1

Para el desayuno y la cena

4 onzas de yogurt natural bajo en grasa
¼ de un aguacate de tamaño mediano (40 gramos de pulpa)
Una cucharada de miel de abeja (21 gramos)

Calorías	Hidratos de carbono	Proteínas totales	Grasa total	Grasa saturada	Fibra
192	55%	15%	30%	8%	2 gr.

Ya que este batido es balanceado, puedes beber los que desees hasta que te sientas satisfecho. Solo toma en cuenta que tienen lactosa. Si eres intolerante a la lactosa, puedes usar yogurt sin lactosa o bien tabletas de Lactaid.

Este batido debería ayudarte a perder peso a un ritmo extremadamente rápido.

Ahora, prueba este siguiente batido con kéfir que tiene mínima o nula lactosa:

Licuado de Equilibrio 2

6 onzas de kéfir puro bajo en grasa
12 almendras enteras o 12 mitades de nuez
Un plátano o banano mediana

Calorías	Hidratos de carbono	Proteínas totales	Grasa total	Grasa saturada	Fibra
274	53%	18%	30%	6%	5 gr.

El kéfir puede ser una excelente opción para las personas intolerantes a la lactosa. Recuerda que puedes beber los licuados que necesites para sentirte saciado. Las calorías suben, pero como están balanceadas, VAS A PERDER EXCESO DE GRASA CORPORAL EN UNA FORMA MUY RÁPIDA.

Para los que tienen intolerancia a la lactosa y ADEMAS a la proteína de la leche, he desarrollado otro batido que utiliza proteína vegetal en polvo:

Licuado de Equilibrio 3

10 gramos de polvo de proteína de origen vegetal
35 gramos de 100% miel maple
Una cucharadita o 5 gramos de aceite de oliva

Calorías	Hidratos de carbono	Proteínas totales	Grasa total	Grasa saturada	Fibra
170	56%	14%	30%	4%	1 gr.

Este batido será el que probablemente cause los menores síntomas digestivos y la mayor pérdida de peso, pero hay un gran problema, y es que contiene pocas vitaminas y minerales.

Eso significa que, si estás planeando usar el Licuado de Equilibrio 3 como tú única opción para el desayuno y la cena, entonces, debes agregar multivitamínicos. Pregúntale a tu médico cuáles son los mejores para ti.

Puedes mezclar y combinar, es decir, puedes utilizar todos en el mismo día.

Incluso puedes repetir licuados de tal manera que estés teniendo uno cada dos horas. Por ejemplo, un batido (el más alto en calorías) para el desayuno a las 8, otro batido a las 10 horas (probablemente el de proteína vegetal), y tu almuerzo a las 12 pm. Dos o tres horas después del almuerzo, puedes empezar a beber un batido cada dos o tres horas hasta que termine tu día.

Estos batidos suelen generar resultados espectaculares, incluso cuando estás comiendo una dieta muy alta en calorías. Déjame explicar.

Vamos a suponer que fuiste salvaje y tomaste un batido de kéfir para el desayuno y la cena y añadiste seis batidos de proteína vegetal durante todo el día. ¿Por qué? Porque tenías hambre y porque puedes. Sumarás un total de 2,017 calorías por día, Y TODAVIA PERDERAS PESO Y VOLUMEN A UN RITMO MUY RAPIDO.

Esta estrategia me ayudó a demostrar que se puede perder peso y medidas con una dieta balanceada alta en calorías. Invito a los nutricionistas y doctores a usar el mismo plan: den a sus pacientes por lo menos 1.500 calorías a través de licuados balanceados y ¡verán cómo pierden peso y volumen!

Hice lo siguiente:

Pedí a mis pacientes preparar sus batidos y utilizarlos como base para su dieta. Los batidos eran equilibrados y más relevante, altos en calorías. Podían beber por lo menos 1.600 calorías en forma de batidos, y después comer lo que imaginaran. ¡Todos ellos fácilmente alcanzaron más de 2.200 calorías por día y perdieron peso, así como volumen!

También aprendí muchas cosas interesantes mediante este enfoque:

El primero fue que las personas no le tienen miedo a las calorías: le temen a la parte visual de la dieta.

Pueden deglutir fácilmente un batido de 600 calorías, pero tienen ataques de pánico cuando se les pide comer una rebanada de 200 calorías de repostería.

Eso también sucede con los anoréxicos y bulímicos. Aun cuando saben que los licuados son altos en calorías, no tienen problema alguno en beberlos.

Pero no puedo pedirles comer comida regular porque no quieren hacerlo.

Otra situación triste que aprendí fue que la gente no estaba dispuesta a dejar su licuado por una comida balanceada.

No estaban interesados en aprender a balancear sus comidas con proteínas animales, vegetales, frutas, cereales, semillas y granos: Sólo querían tomar sus batidos balanceados y perder peso.

Los estaba ayudando a cambiar un problema por otro.

Ya que mi objetivo siempre ha sido obtener una pérdida estable de exceso de grasa corporal, sabía con certeza qué tarde o temprano mis pacientes dejarían sus batidos para regresar a un patrón de alimentación desastroso, es decir, recuperarían el peso perdido.

Por eso te pido que utilices estos batidos sólo durante los primeros días del programa y sólo en situaciones de emergencia. Utiliza todos los demás paquetes balanceados que este libro te enseña para bajar el volumen lentamente, y más importante, ¡para aprender a equilibrar tus comidas diarias!

Incluso si estás obteniendo una pérdida dramática de peso y volumen con estos batidos, debes utilizar tarde o temprano el Paquete de Equilibrio 1.

¿Por qué? Porque la vida no se compone de licuados y debes de aprender a comer lo que sea para perder o mantener tu peso y volumen. Los licuados no evitaran que la grasa vuelva.

Tarde o temprano DEBES AGREGAR EL PAQUETE DE EQUILIBRIO SIGUIENTE:

Paquete de Equilibrio 1

Para el desayuno y la cena

Una tortilla de maíz tostada o ¼ de taza de maíz cocido (servir frío)
¼ de un aguacate mediano (40 g de pulpa)
¼ de taza de frijoles cocidos y machacados
½ taza de verduras cocidas o crudas
1 onza (30 gramos) de queso bajo en grasa
2 onzas (60 gramos) de jugo de fruta (de cualquier tipo sin añadir azúcar)

Calorías	Hidratos de carbono	Proteínas totales	Grasa total	Grasa saturada	Fibra
248	56%	16%	28%	8%	9 gr.

La combinación de tortilla de maíz dorada (también llamada tostada) con aguacate, frijoles, queso, jugo de frutas y vegetales es fabuloso y favorece:

- Una pérdida rápida de las medidas corporales
- Una reducción de colesterol malo y triglicéridos altos en la sangre
- Una reducción de la celulitis
- *La pérdida de grasa en bajo vientre*

De todos los paquetes balanceados de este libro, el Paquete de Equilibrio 1 es el más poderoso. Tiene la capacidad única para reducir grasa en una zona difícil del cuerpo, la parte inferior del abdomen.

Lars Sjörström informó en el libro Obesity Theory and Therapy (1996) que la grasa abdominal en bajo vientre se asociaba con un aumento de grasa en el retro peritoneo (detrás del intestino delgado), y se relacionaba con muchos riesgos para la salud. La grasa retroperitoneal se asocia al aumento del colesterol malo y los triglicéridos, así como el riesgo de ataques cardíacos y accidentes cerebrovasculares. Lo más importante para todos los que hacen dieta, esto puede arruinar los mejores programas de reducción.

47

Descubrí hace años que cuando la circunferencia inferior del abdomen era la misma o mayor que la de los senos o caderas, se obtenía mínimo o nulo resultado con cualquier programa de pérdida de peso. Acuñé este fenómeno el **Candado Metabólico**.

Existen tres eventos que incrementan la grasa del bajo vientre y el **Candado Metabólico**:

1. Múltiples y graves cuadros de desnutrición severa (dietas severas, cirugía mayor, amigdalectomía, enfermedades severas debilitantes, etc.).

2. Antecedentes familiares de diabetes, presión arterial alta, e hiperlipidemia.

3. Estrés crónico severo y persistente.

Ninguno de estos tres elementos genera un Candado Metabólico por sí solos, aunque cada uno hace que se pierda grasa a un ritmo más lento. ¡Pero, como causan problemas cuando se juntan dos o más!

Las cirugías mayores como cesárea están en una clase propia. No sólo pueden generar aumento de peso en la parte inferior del abdomen; pueden hacer casi imposible la perdida con las dietas tradicionales reducidas en calorías.

Estas personas deben utilizar un programa diferente fuera del alcance de este libro. Puedes conseguir ese programa en mi página Web boliodiets.

Durante años, me fue imposible ayudar a los pacientes con Candado Metabólico. Todo lo que intenté falló, incluyendo el ayuno absoluto, las dietas muy bajas en calorías, bajas en hidratos de carbono o dietas sin hidratos de carbono, dietas bajas en grasa, dietas de rotación, etc.

Si es que se llegaban a perder peso, las medidas no cambiaban o disminuían con exasperante lentitud y, peor aún, los senos en las mujeres, los glúteos, y las pantorrillas se reducían en vez de la grasa visceral. Vuélvanlo a leer: si es que se perdía peso, era por perdida de músculo y grasa estructural. Y esto es lo peor que puede suceder en un programa de pérdida de peso.

Así que, puedes imaginarte lo fascinado que estuve cuando encontré esta combinación de tostadas, frijoles, queso bajo en grasa, aguacate y verduras que abren el Candado Metabólico y ¡reducen la grasa de abdomen inferior!

Si tienes Candado Metabólico, por fin serás capaz de perder exceso de grasa corporal, pero aún con las tostadas, vas a perder peso con más lentitud que los que no tienen candado metabólico.

El Paquete de Equilibrio 1 es el más potente para eliminar la grasa abdominal inferior, y deshacerse de la panza es la mayor prioridad para quien la tenga. Es también importante por razones de salud ya que aquellos con diabetes, colesterol y presión arterial elevada, casi siempre obtendrán un mejor control de estas enfermedades al reducir el abdomen inferior.

Entonces, ¿cuándo debes comer de este Paquete de Equilibrio impresionante?

Consumirás el Paquete de Equilibrio 1 en el desayuno y la cena, e incluso puedes añadir este paquete en cualquier momento del día que quieras siempre que lo prepares de la misma manera.

Solo hay que tener en cuenta que es mejor aumentar tu consumo de calorías por la mañana en lugar de más tarde. Si vas a agregar algunas tostadas extras, trata de hacerlo antes de las 2 PM.

Si no tienes acceso a las tortillas de maíz, cambia la tortilla tostada por ¼ de taza de maíz cocido o hervido, ya sea blanco o amarillo, pero en mi caso, me gustan mucho más las tostadas que el maíz cocido. Bueno, me gusta el maíz, pero le doy sabor con sal marina, jugo de limón, un poco de vinagre y ¡salsa picante!

Esto es extremadamente importante: debes de comer las tostadas y los frijoles fríos o por lo menos a temperatura ambiental. Si quieres saber por qué, lee acerca de la fibra resistente o fría. Creo que la fibra resistente ataca al abdomen inferior. Voy a repetirlo una vez más: ¡come todos los ingredientes de la tostada FRÍOS! Ahora quiero que leas este párrafo una vez más, y toma esta instrucción en serio.

Puedes comprar paquetes de tortillas de maíz horneadas con menos de 1 gramo de grasa por porción en los supermercados latinos.

También puedes tostar tus tortillas de maíz blandas en tu hogar: utiliza una cesta de alambre sobre la parrilla del quemador de la estufa, manteniéndola lo suficientemente alto sobre la llama para evitar quemar de la tortilla. Puedes también hornearla, colocarlas sobre la estufa eléctrica, o incluso en el microondas. Déjalas crujiente pero no negras.

No recalientes las tostadas: cómetelas a temperatura ambiente (¿ya lo mencioné antes?).

AGUACATES MÁGICOS

¡Los aguacates son una fruta maravillosa! Considero que es la mejor comida del planeta y el mejor alimento para la pérdida rápida de peso. Por lo tanto, lo he elegido como el alimento básico para obtener grasas saludables. Recuerda que una dieta balanceada tiene alrededor de 30% de grasa, y no hay mejor manera de comerlas que a través de los aguacates.

A continuación, se muestra una lista parcial de los muchos beneficios del aguacate:

Mejora la digestión, reduce el mal aliento al matar bacterias, ayuda a obtener una piel más joven y flexible, protege al hígado a través de beta-caroteno y licopeno, protege los ojos a través de zeaxantina, reduce el colesterol malo a través de beta-sitosterol, reduce la presión arterial a través del alto contenido de potasio, contiene 40 % de las necesidades diarias de vitamina K, reduce las náuseas matutinas del embarazo, reduce la artritis, tiene propiedades anticancerígenas, es un excelente antioxidante, reduce la pérdida de memoria relacionada con la edad, es anti-envejecimiento, te hace perder peso, te hace perder la grasa abdominal, ralentiza el proceso de envejecimiento a través de xantofila, aumenta la absorción de otros nutrimentos saludables, y contiene un hidrato de carbono que ayuda al control del metabolismo de la glucosa.

Puedes cambiar tu ¼ aguacate por una cucharadita de aceite de oliva o aceite de coco, pero no aconsejo esto porque vas a perder todos los beneficios que se obtienen de esta fruta maravillosa.

Usa preferentemente frijoles negros, aunque puedes cambiarlos por otro tipo de leguminosas para evitar el aburrimiento. Cocina y machaca el frijol sin añadirle aceite. Usa cualquier especia para sazonarlos. También puedes comprar frijoles refritos si contienen menos de 1 gramo de grasa por porción. Deja que tus frijoles se enfríen y úntalos fríos sobre tus tostadas.

En cuanto a las verduras, puedes elegir la que quieras, incluyendo los tubérculos como la papa y el camote. Las papas también contienen fibra resistente, lo que aumentar tu capacidad de quemar grasa, pero recuerda de comerlas frías después de la cocción.

Debido a que las tostadas se repetirán para el desayuno y la cena durante toda una semana, vale la pena variar las verduras para que no te hostiguen. Un día puedes utilizar hongos o champiñones, en otro tomates rojos y lechuga, y en un tercer día, espinaca cocida o cruda.

Utiliza condimentos como la pimienta, el comino, hierbas aromáticas, salsa de soja, salsa Worcestershire, etc. incluyendo condimentos que pueden generar pérdida de grasa: la mostaza, la sal del Himalaya, el jengibre, la cúrcuma, pimienta, jugo de limón, polvo de miso, salsa picante o salsa, vinagre de manzana, ajo, cebolla, café, té verde o negro, yerba mate y los granos del paraíso. La mostaza y los granos del paraíso aumentan el metabolismo en un 25%.

El queso bajo en grasa debe tener entre 5 y 6 gramos de grasa por onza de ración. Si no es esta cantidad, no te preocupes mientras el paquete diga baja en grasa o elaborado con leche parcialmente descremada.

El jugo de fruta puede ser hecho en casa o comprado en la tienda. Si lo compras en un mercado, que sea de preferencia orgánico. Tanto el jugo de cereza como el jugo de toronja ayudan con la pérdida de grasa corporal, pero no abuses de ellos, y, sobre todo, dile a tu médico si planeas usar el jugo de toronja en tu menú.

Lo hermoso del Paquete de Equilibrio 1 es que puedes repetirlo tantas veces como sea necesario, ¡y perderás peso y medidas! Si tienes hambre en el desayuno una mañana, incrementa una, dos, tres o cuatro tostadas más (con todos los ingredientes). Puedes también utilizarlas como un bocadillo entre comidas.

Para que la magia trabaje, es fundamental utilizar los ingredientes exactos en porciones recomendadas. Es algo así como la preparación de varias porciones de una receta que te gusta – para que la receta salga bien en todo momento, debes agregar los mismos ingredientes en las mismas cantidades.

Si decides comer otra tostada, debes agregar otro ¼ de taza de frijoles cocidos, otro ¼ de aguacate, otra onza de queso bajo en grasa, otra ½ taza de vegetales, y otras 2 onzas de jugo de fruta.

Si te sientes especialmente hambreado en el almuerzo, puedes agregar una o dos tostadas más, o tantas como sean necesarias hasta que te sientas lleno.

Las mujeres suelen comer una o dos tostadas extras al día (1,193 a 1,441 calorías incluyendo la Comida de Base 1). Los hombres añaden dos a cuatro tostadas (1,441 a 1,937 calorías, incluyendo la Comida de Base 1).

Perderás peso sin pasar hambre. Siempre mantén en mente que las dietas que te mantienen hambriento pueden generar Eficiencia Metabólica (starvation mode) que te hará recuperar lo perdido, y posiblemente ganar aún más.

Cuanto más tostadas comas, es posible que bajes con más lentitud, pero incrementará la probabilidad de que te transformes en un delgado natural.

Aplica la Comida de Base 1 más los Licuados de Equilibrio y el Paquete de Equilibrio 1 durante siete días consecutivos. Es un poco monótono, pero sencillo y simple. Durante las semanas que siguen, explicare cómo poner más variedad a tu dieta y continuar en el camino para convertirte en un delgado natural.

¿Qué problemas podrían surgir con el Paquete de Equilibrio 1? Es raro tener molestias, pero si aparecen, pueden ser por alguna de las siguientes situaciones:

Malos hábitos de alimentación previos: Si comes muy poca fibra, los frijoles pueden causar una gran cantidad de molestias digestivas. Los síntomas deben desaparecen en la segunda o tercera semana del programa. Si el dolor es mínimo, no tienes que hacer nada. Pero si estás experimentando hinchazón moderada o incluso un poco de dolor, puedes cambiar las tostadas por avena. Utilizarás la avena en el Paquete de Equilibrio 2, y voy a describir los ingredientes en la Semana 2. Puedes añadir también pastillas que ayuden a digerir los frijoles, y puedes obtener estas pastillas en tu farmacia preferida.

No masticar tu comida: algunas personas tragan su comida en vez de comer lentamente. Cuando tomas tu tiempo para comer, estás haciéndolo más fácil que tu estómago termine de digerir los alimentos y prepararlos para su absorción. La saliva también es esencial para la digestión, especialmente para los hidratos de carbono. Por lo menos matica tu Paquete de Equilibrio 1 completamente.

Colon irritable: Esto se asocia frecuentemente con el estrés, pero puede también ocurrir cuando la actividad física es mínima. Si tienes el Síndrome del Intestino Irritable, considera la posibilidad de aplicar la dieta de inducción qué se puede comprar en mi página Web boliodiets. Es posible que también tengas que consultar con tu médico para eliminar el malestar.

Parásitos y hongos: Algunos parásitos, especialmente las amibas y giardia, pueden causar trastornos digestivos que se vuelven aún más intensos con los hidratos de carbono, y esto se llama intolerancia a los azúcares. Otro bicho que puede causar intolerancia a los azúcares es un sobre crecimiento de Candida Albicans.

A veces es necesario seguir un tratamiento médico específico para detener las molestias digestivas causadas por estos parásitos y hongos. También puedes probar mi Dieta Para Sanar el Intestino que puedes comprar en mi página Web boliodiets.

Disbiosis: se trata de un equilibrio inadecuado de las bacterias, donde hay un crecimiento excesivo de las especies generando inflamación con hinchazón severa e incluso diarrea. Este evento requiere dos dietas especiales: Dieta de la Curación del Intestino y la Dieta de los Probióticos, que puedes descargar por un pequeño precio en mi página Web boliodiets. También recomiendo una dieta prescrita por el Dr. Gerard E. Mullin en su libro <u>The Gut Balance Revolution</u>. Después de que sigas cualquiera de estas dietas, deberías ser capaz de hacer este libro sin síntomas.

Aumente de peso y aumento de medidas corporales: Esto no es común, pero cuando ocurre, no te preocupes. Las dietas muy bajas en calorías y dietas bajas en hidratos de carbono te hacen subir de peso cuando las dejas repentinamente.

Si estás actualmente en una dieta muy baja en calorías o baja en hidratos de carbono, puedes hacer dos cosas antes de empezar esta dieta para reducir la posibilidad de aumentar peso:

Uno de ellos es comer lo que desees durante dos o tres días antes de comenzar el plan. Muchos hacen su "fiesta de despedida" antes de comenzar una dieta, y esto es una idea excelente. Es muy probable que ganen algo o mucho de peso, pero ¿y qué? Siempre es mucho más fácil comenzar una dieta con el estómago lleno, ¡y el peso ganado va a desaparecer de todos modos!

La otra opción es mucho más rígida, y es hacer ayuno parcial durante dos días en los que sólo comerás fruta cada dos horas. Puedes comer cualquier fruta y todo lo que desees. Es una buena opción para las personas que salen de dietas bajas en hidratos de carbono.

Hay una tercera opción: puedes descargar la Dieta de Inducción en mi página Web boliodiets. Esta dieta te ayuda a estabilizar tu peso al salir de las dietas más estrictas. Después de una semana de la Dieta de Inducción, debes ser capaz de iniciar el plan de este libro sin aumentar de peso.

Puedes utilizar cualquiera de estas opciones, si no tienes la glucosa sanguínea alta o baja. Si tienes cualquiera de estas, sigue adelante con este libro.

La Obesidad de las Seis: la distensión abdominal a veces hace que concluyas erróneamente que estás engordando. Le llamo a esto "la obesidad de las seis", porque la ropa aprieta más en la noche. A la mañana siguiente, cuando la ropa queda mejor, nos calmamos para volver a experimentar otra confusión emocional en la noche, creyendo que hemos engordar de nuevo.

Para evitar estos malentendidos, ponte una prenda de vestir no elástica que ya no te queda al despertar, cuando hay mínima hinchazón abdominal. Si tu ropa empieza a sentirse más cómoda, efectivamente estás perdiendo exceso de grasa, aunque presentes la "obesidad de las seis."

Con el tiempo, cuando tu cuerpo empiece a digerir la fibra de manera más eficiente, la "obesidad de las seis" va a desaparecer o reducirse. Puedes observar esto alrededor de la segunda o tercera semana del programa.

Período menstrual: Si tu período menstrual es regular, es probable que veas muchos cambios, ya que dejará de ser regular. Sucede con cualquier dieta que te haga perder grasa. El período se volverá de nuevo normal cuando hayas obtenido un peso estable.

Las mujeres también deberán tener en cuenta que el período menstrual aumenta el peso y las medidas, sobre todo en los senos y el abdomen inferior. Si el aumento de peso te causa ataques de pánico, inicia el programa después de que tu período ha terminado y tu peso haya vuelto a la normalidad.

Las vacaciones: cuando viajas a climas cálidos, vas a subir de peso. Se retienen líquidos, y no grasa. Las bebidas alcohólicas también causan retención de líquidos. Los bronceados y quemaduras solares causan incluso aún más retención de líquidos. Todo esto es temporal y no significa que estás engordando.

Con el fin de reducir la retención de líquidos, aumenta la ingesta de sal dos días antes de viajar. Pero sólo puedes hacer esto si tu médico no te ha limitado tu consumo de sal. Al incrementar el consumo de sal vas a lograr un peso más estable a pesar de los cambios de clima bruscos.

Te recomiendo que apliques por lo menos las Semanas Uno a Cuatro de este libro antes de salir de vacaciones.

SEMANA 2

Comida de Base 2

Paquete de Equilibrio 2

Comida de Base 2

Al despertar: **2 onzas de leche con 2% de grasa o yogurt bajo en grasa
2 galletas saladas (trigo o arroz)**

Desayuno: Paquete de Equilibrio 1, 2 o Licuados de Equilibrio

Media mañana: **1 plátano, pera, manzana, toronja o naranja medianas**
2 almendras crudas enteras o 1 nuez cruda entera

Almuerzo: Sopa de verduras sin grasa,
¼ taza de frijoles, lentejas o garbanzos
2 onzas de atún enlatado en agua o queso bajo en grasa o
pechuga de pavo o pechuga de pollo(orgánico)
¼ de aguacate mediano (40 gr de pulpa)
1 taza de hojas verdes
Agua simple, te o café sin azúcar al gusto

Media tarde: **1 plátano, pera, manzana, toronja o naranja medianas**
2 almendras crudas enteras o 1 nuez cruda entera

Cena: Paquetes de Equilibrio 1, 2 o Licuados de Equilirio

Al dormir: **2 onzas de leche con 2% de grasa o yogurt bajo en grasa
2 galletas saladas (de trigo o arroz)**

MÍNIMO8 VASOS DE AGUA DURANTE EL DIA

Calorías	Hidratos de carbono	Proteínas totales	Grasa total	Grasa saturada	Fibra
596	50%	20%	30%	9%	17 gr.

Nota: las calorías de esta tabla SOLO corresponden a Comida de Base 1.
Para saber las calorías para todo el día, sume las calorías de Paquete de
Equilibrio 1, 2 y Licuados de Equilibrio 1 al 3. La comida en **negrita** se agrega
a Comida de Base 2 para incrementar el consumo calórico total.

La Comida de Base 2 es casi idéntica a la Comida de Base 1, pero hay cambios que puede detectar en negritas con lo que aumentan las calorías de 449 a 596.

Hice una pequeña modificación a la fruta. En la Semana 1, recomiendo la papaya, sandía, jícama, melón y para los aperitivos de la mañana y el mediodía. A partir de esta semana, se pueden utilizar otros tipos de frutas.

Tomé a una taza de melón, papaya, piña, sandía, o jícama como una porción de fruta. Cualquier otra fruta (bananas, mangos, etc.) es más alta en calorías, así que, para fines prácticos, ½ taza de estos tipos de frutas cuenta como una porción. Una manzana mediana, pera, plátano o mango llenan 1 taza y es equivalente a dos porciones de fruta.

Los plátanos, naranjas y manzanas tienen un índice de saciedad menor (nos llenan menos que la papaya, sandía, melón, o jícama), pero son mucho más fáciles de transportar cuando sales de tu casa.

Estas son algunas de las razones por las que es bueno añadir más tipos de alimentos y agregar más calorías:

En primer lugar, y, ante todo, porque seguirás perdiendo peso y volumen aun cuando se aumenta el total de calorías durante un período de 24 horas.

En segundo lugar, al agregar más alimentos y alimentos diferentes, obtienes más variedad y por lo tanto mejora tu percepción del sabor, lo que puede mejorar los resultados a largo plazo.

En tercer lugar, tienes la oportunidad de volver a aprender a comer de todo y lograr la pérdida permanente de peso y medidas corporales.

En cuarto lugar, evita que vuelva a resurgir la Eficiencia Metabólica (starvation mode). Cualquier programa de pérdida de peso que reduce la ingesta de calorías provoca cambios metabólicos que preparan al cuerpo para recuperar el peso previo. Reducir drásticamente las calorías para lograr una pérdida rápida de peso y medidas es equivalente a cometer un suicidio nutricional.

En quinto lugar, se fomenta la pérdida de la estética de volumen. Probablemente vas a perder peso más lentamente, pero esto puede ayudarte a obtener una figura genial o incluso espectacular al final del programa.

99.9% de las personas que se aplican esta o cualquier otra dieta quieren hacerlo para verse mejor. Puede o no haber una razón médica para perder peso (una lesión de columna, problemas de las articulaciones, diabetes, hipertensión arterial, etc.), pero todos tienen un anhelo de un cuerpo estéticamente más atractivo y les gustaría ver cambios rápidos. Incluso hasta los que tienen una necesidad médica para bajar de peso no les importaría verse mejor. ¿A quién no?

Por desgracia, una pérdida rápida de peso y medidas casi siempre hará que la piel se cuelgue alrededor de la cara, brazos, busto, abdomen y piernas. La masa muscular se pierde, sobre todo en glúteos y pantorrillas. Tu ropa puede encajar mejor, pero te vas a ver pésimo desnudo.

Cuando aumentas el consumo de calorías, reduces el riesgo de perder masa muscular y grasa estructural (es decir, no se pierden pechos y caderas en la mujer, ni la grasa subcutánea de la cara en ambos sexos). Se obtiene una pedida lenta pero estética de grasa corporal.

La vanidad es una herramienta poderosa que permite a las personas aplicar programas rígidos, aburridos e incluso peligrosos. Utiliza tu vanidad como aliada para perder peso lentamente, sin dañar tu salud, y es posible que estarás **fascinado** con los resultados.

Al despertar: Al igual que en la Semana 1, come tan pronto como te despiertes, antes de ducharte, hacer ejercicio o incluso vestirte. Con el tiempo, llegarás al punto en que tu apetito será tu despertador. Toma leche con un 2% de grasa, o yogur bajo en grasa de sabores, además de tus galletas saladas.

Continúa utilizando una taza medidora, o hasta un biberón, para obtener la porción exacta (2 onzas).

Si deseas, puedes cambiar la leche o yogur por 1 taza de melón, papaya, sandía o fresas más seis almendras crudas o tres nueces crudas enteras.

Desayuno: Paquete de Equilibrio 1, 2 o Licuados de Equilibrio 1 al 3

Media Mañana: come tus frutas con nueces o almendras crudas 2 a 3 horas después del desayuno. Espera de 2 a 3 horas antes de comer de nuevo. Si han pasado más de ocho horas entre el desayuno y el almuerzo, come frutas con nueces o almendras de nuevo entre estas dos comidas.

Comida: Varía tus verduras para hacer la comida más atractiva. Prueba la sopa de cebolla, puré de tomate, brócoli con papas, etc. Prepara las verduras sin aceite. Utilizar cualquier otro condimento, como el ajo, sal, pimienta, jugo de tomate, etc. También puedes incluir zanahorias, chicharos, etc.

No uses aceite para cocinar los frijoles o las lentejas. Utiliza cualquier condimento para sazonarlos. Mide tu porción con una taza medidora.

La cantidad de proteína animal es mínima: 2 onzas de atún enlatado en agua, o 2 onzas de pollo equivalente a una pierna de pollo, etc. Si tienes celulitis o prisa de bajar, utilizar atún en agua.

Pesa tus 40 gramos de pulpa de aguacate sin cáscara ni hueso. Si eres alérgico a los aguacates (¡qué mala suerte!), puedes usar una cucharadita (5 gramos) de aceite de oliva o aceite de coco puro, o incluso comer una onza de aceitunas (15 aceitunas pequeñas o 10 grandes).

Aprende a sazonar tus alimentos sin grasa, como con salsa de soya o salsa inglesa, salsa picante, pimientos, sal, cáscara de limón y jugo de limón, etc.

Media tarde: Come las frutas recomendadas con almendras o nueces 2 a 3 horas después del almuerzo. Por ejemplo, el almuerzo a las 12, a las 3 tu fruta y la cena a las 6. Si comes tu cena más de 8 horas después del almuerzo, añade otra fruta con semilla para que tu estómago reciba algo cada dos o tres horas. Por ejemplo, el almuerzo a las 12, aperitivos a las 3 y 6, y la cena a las 9.

Cena: Paquete de Equilibrio 1, 2 o Licuados de Equilibrio 1 al 3

Antes de irte a dormir: Trata de comer esta última comida justo antes de cepillarte los dientes e ir a dormir. Es para reducir el hambre por la noche.

Estas recomendaciones son para los hábitos de alimentación más comunes. Como resultado, es posible que no se adapte a todos los estilos de vida. Un ejemplo es un médico, enfermera, o un policía que trabaja un turno de noche cada dos días. Si este es tu caso, modifica las comidas según sea necesario.

Paquete de Equilibrio 2

Para el desayuno y la cena

½ taza de avena (medir en crudo)
8 almendras crudas o 4 nueces enteras crudas
½ taza de melón, papaya, sandía, o fresas
4 onzas de leche 2% de grasa
Agua al gusto

Calorías	Hidratos de carbono	Proteínas Totales	Grasas totales	Grasa Saturadas	Fibra
296	56%	16%	28%	7%	7gr

La siguiente es otra combinación que tal vez vas a disfrutar más:

Paquete de Equilibrio 2A

Para el desayuno y la cena

½ taza de avena (medir cruda)
12 almendras crudas o 6 nueces enteras crudas
1 taza de arándanos, una manzana o un plátano medianos
8 onzas de leche 2% de grasa
Agua al gusto

Calorías	Hidratos de carbono	Proteínas totales	Grasas totales	Grasas Saturadas	Fibra
445	54%	15%	31%	8%	9gr

Cualquiera de estos paquetes favorece la pérdida de bajo vientre vinculada con el acumulo de grasa retroperitoneal y todo tipo de problemas médicos.

Mejora el sabor con canela, extracto de vainilla, o incluso un poco de sal de mar.

A muchas personas les disgusta la avena; si este es tu caso, piensa que estás eligiendo entre la avena asquerosa y tu cuerpo "asqueroso". La elección sensata es comer la avena y perder exceso de grasa. Si aun así no puedes comerte la avena, aquí esta una alternativa; licúa todos los ingredientes con hielo y conviértelo en un batido delicioso. Y si incluso eso te asquea, ¡trágatelo de un solo golpe!

Los paquetes de Equilibrio 1 y 2 contienen fibra soluble y grasas monoinsaturadas. Todo esto puede ayudar a reducir la grasa retroperitoneal. Cuando eliminas esta grasa, puede reducirse el colesterol malo.

La grasa intra abdominal aumenta los estrógenos, y esto generalmente causa problemas con el periodo. Al reducir la grasa intra abdominal con los Paquetes de Equilibrio 1 y 2, y se reducen los síntomas de la menstruación, lo que resulta en un flujo menstrual más ligero y menos incómodo.

Las mujeres deben tener cuidado con los embarazos. Cualquier pérdida de grasa corporal a través de cualquier medio, incluyendo las dietas de hambre, reducirá los niveles de estrógeno, provocando un cambio en el ciclo hormonal. Si no has quedado embarazada con otras dietas, ten mucho cuidado con esta, porque una nutrición adecuada aumenta la fertilidad.

En los hombres, la grasa intra abdominal reduce la testosterona. Cuando esta grasa no saludable desaparece, la testosterona nuevamente aumenta.

El deseo sexual crece tanto en hombres como en mujeres.

Los solteros no tienen de que preocuparse, pues las tostadas y avena ¡no los hará adictos sexuales incontrolables!

Pero las parejas en el programa se van a divertir mucho: se ven más atractivos, aumentan su libido, y para las mujeres, el período es menos molesto. Añade un aumento de la fertilidad, y ¡sorpresa!

Una visita de la cigüeña puede estar en las obras.

Muchas mujeres que sufren de esterilidad primaria (en otras palabras, no pueden, aunque les gustaría quedar embarazadas) se han convertido en madres felices al utilizar este programa. Si no deseas un embarazo ahora, evita el uso del ritmo o el uso de preservativos y revisa otras opciones qué se puedes discutir con tu médico.

En la Semana 2, elige entre licuados, tostadas y avena.

¡Las cosas comenzarán a ponerse un poco más interesantes!

Un día se puedes elegir el Paquete de Equilibrio 2 o 2A (avena) para el desayuno y la cena, en otro día, Paquete de Equilibrio 1 (tostadas) para el desayuno y la cena, en el tercer día avena en la mañana y en la noche tostadas.

Y si una noche no tienes ganas ni de tostadas ni de avena, prepara uno de los Licuado de Equilibrio, y ¡santo remedio!

Y recuerda que, si descubres que eres voraz, decide cuál de los dos Paquetes de Equilibrio y tres Licuados vas a incrementar en tu plan. Fascinante, ¿verdad?

¡Disfruta de tu programa!

Es cierto que tienes pocas opciones y que tu plan puede sentirse repetitivo en la segunda semana, pero recuerda que la repetición promueve la excelencia.

Tenemos muchos eventos repetitivos en nuestra vida que rara vez desencadenan una crisis emocional. Conducir un coche, usar ropa interior, bañarte, y cepillarte los dientes son comportamientos repetitivos y monótonos, pero no hacen tu vida molesta y frustrante, o causan una crisis existencial.

"¿Por qué tengo que lavarme los dientes de nuevo? Es tan desalentador que voy a sentirme miserable el resto del día."

O tal vez: "¿Ponerme calzones de nuevo? Es tan frustrante que definitivamente voy a caer en una crisis existencial."

Suena ridículo, ¿verdad?

Por lo tanto, si vas por el camino oscuro del aburrimiento, te recomiendo que busques un profesional de salud mental para ayudarte a madurar y ser un adulto al respecto.

Vaya, tal vez fui un poco agresivo, pero siempre he entendido que el peor enemigo de alguien que intenta perder exceso de grasa corporal es uno mismo.

No tengas lastima de ti mismo; no vale la pena.

SEMANA 3

Comida de Base 3

Paquete de Equilibrio 3

Comida de Base 3

Al despertar: 2 onzas de leche con 2% de grasa o yogurt bajo en grasa
2 galletas saladas (trigo o arroz)

Desayuno: Paquete de Equilibrio 1, 2 o 3 (ver abajo)

Media mañana: 1 plátano, pera, manzana, toronja o naranja medianas
2 almendras crudas enteras o 1 nuez cruda entera
2 cucharaditas de miel de abeja

Almuerzo: Sopa de verduras sin grasa,
¼ taza de frijoles, lentejas o garbanzos
2 onzas de atún enlatado en agua o queso bajo en grasa o
pechuga de pavo o pechuga de pollo (orgánico)
¼ de aguacate Haas mediano (40 gr de pulpa)
1 taza de hojas verdes
Agua simple, te o café sin azúcar al gusto

Media tarde: 1 plátano, pera, manzana, toronja o naranja medianas
2 almendras crudas enteras o 1 nuez cruda entera

Cena: Paquetes de Equilibrio 1, 2 o 3 (igual que en el desayuno)

Al dormir: 2 onzas de leche con 2% de grasa o yogurt bajo en grasa
2 galletas saladas (de trigo o arroz)

MÍNIMO 8 VASOS DE AGUA DURANTE EL DIA

Calorías	Hidratos de carbono	Proteínas totales	Grasa total	Grasa Saturada	Fibra
639	53%	18%	28%	8%	17gr

Nota: La comida en **negritas** se agregada a la Comida de Base 3 para incrementar la ingesta de total de calorías.

¿Se pueden utilizar azúcares como la miel en una dieta de reducción?

Los azúcares refinados o simples (científicamente se les refiere como mono o disacáridos) son demonizados y culpados de todo, desde las adicciones hasta la diabetes y la muerte prematura. Para entender el efecto de los azúcares simples en el cuerpo, primero tenemos que revisar el índice glucémico, que se refiere a que tan rápidamente se absorben los diferentes tipos de hidratos de carbono (los azúcares simples también son hidratos de carbono).

Nuestro cuerpo digiere, y por lo tanto absorbe los diferentes azúcares a distintas velocidades: los mono y disacáridos son absorbidos muy rápidamente y entran en el torrente sanguíneo a sólo unos minutos de haberlos comido. Este el caso con el jarabe de agave, glucosa, y sacarosa (azúcar de caña blanca).

Los polisacáridos (azúcares complejos) se absorben más lentamente y toman minutos e incluso horas para llegar al torrente sanguíneo. Este es el caso con la toronja, peras, el helado y la pasta (espagueti, macarrones, etc.). Resulta que nuestro cuerpo también absorbe la miel muy lentamente.

Cualquier azúcar digerida lentamente recibe un número más bajo en el índice glucémico; si la absorción es rápida, el azúcar recibe un número mayor. Por ejemplo, la toronja, la cual se absorbe lentamente, ocupa el 25 en el índice glucémico, mientras que la glucosa tiene un índice glucémico de 138.

Los azúcares con un índice glucémico bajo causan una liberación de insulina más lenta. Cuando esto sucede, en teoría, se reduce la posibilidad de generar exceso de grasa corporal.

El problema con los azúcares simples es que su absorción rápida hace que el cuerpo libere cantidades significativas de insulina. Con el tiempo, esto puede causar trastornos como hipoglucemia, síndrome X, y diabetes mellitus, así como el exceso de grasa corporal.

¿Ya te perdiste? Esta área de la medicina es algo complicada, pero podemos obtener conclusiones simples que se derivan de ella: mientras más lento se absorbe un hidrato de carbono, mayor es la probabilidad de adelgazar. Mientras más rápido se absorbe un hidrato de carbono, mayor es el riesgo de acumular grasa.

Teniendo en cuenta todo lo que hemos discutido, parecería poco prudente utilizar hidratos de carbono de absorción rápida en una dieta de pérdida de peso. Sin embargo, el Dr. John P. Bantle propone una solución a este dilema: nos informa que comer un azúcar simple o refinado junto con proteínas (carne, pollo, etc.) y grasas (aguacate, etc.) reduce el índice glicémico del hidrato de carbono.

Dicho de otra manera, si vas a comer azúcares refinados, azúcar blanca, terrones de azúcar, mermeladas, jaleas, miel de agave o miel maple, deberás acompañarlas con proteínas y grasas. Por lo tanto, ¡la repostería tiene un índice glucémico bajo!

Cada vez que comas algo dulce entre comidas, añade almendras crudas, nueces, cacahuetes, o cualquier otra semilla o nuez para proporcionar grasa y proteína.

Por eso las Comidas de Base 1 y 2 combinan frutas con almendras crudas a media mañana y a media tarde, y la Comida de Base 3 añade un poco de miel a la fruta con almendras crudas.

Esto nos permite crear dietas más sabrosas. Es posible que pierdas peso más lentamente (o no), pero, por otra parte, ¿quién está interesado en perder peso rápidamente sólo para recuperarlo todo de vuelta, o incluso más?

Si no entendiste nada, sólo recuerda que la solución radica en la práctica, no en la teoría. La preparación de alimentos se explicó en la página número 35

Paquete de Equilibrio 3

Para el desayuno y la cena

2 huevos enteros medianos (orgánicos o libres de jaula)
1 taza de vegetales cocidos (tomates, cebolla, pimientos, setas, brócoli, etc.)
2 tortillas de maíz tostadas al horno o ½ taza de elote hervido
8 onzas de jugo de fruta

Calorías	Hidratos de carbono	Proteínas totales	Grasa total	Grasa saturada	Fibra
359	53%	17%	30%	8%	6 gr.

Este es otro desayuno muy popular y muy fácil de equilibrar.

Puedes hervir los huevos, o revolverlos y agregar verduras en la forma que desees. Utiliza aceite en aerosol para que no se pegue al sartén.

Antes se recomendaba que las personas mayores de 30 años comieran un máximo de 2 huevos enteros por semana. Esto ha cambiado recientemente, y ahora se puede comer huevos enteros tantas veces como desees. Sólo recuerda que también debes utilizar tus tostadas y avena para eliminar la grasa de tu bajo vientre.

El colesterol LDL (lo que se conoce como colesterol "malo") últimamente ha recibido mucha atención, específicamente en su asociación con los ataques al corazón. Los ataques al corazón son una de las principales causas de muerte en los países industrializados y para reducir su tasa, los investigadores han tratado de identificar todos los factores que pueden incrementarlo, y aún más importante, encontrar la manera de cambiarlo para disminuir el riesgo.

Diversas circunstancias pueden aumentar la posibilidad de ataques al corazón: edad, sexo, tabaquismo, estrés, sedentarismo, el acúmulo de exceso de grasa en abdomen, la desnutrición intrauterina (en el útero de la madre), y el LDL o colesterol "malo" elevado.

Aparentemente la ingestión diaria de huevos no aumenta el colesterol "malo". Por otra parte, no los reducen como otros alimentos. Los que sí lo reducen son los aguacates, frijoles, avena, ácidos grasos omega -3, y aceites de nueces y semillas (almendras, nueces, etc.). También se reducen al comer muchas veces al día.

El programa aumenta el consumo de fibra, grasas monoinsaturadas y recomienda que comas con frecuencia. En consecuencia, además de reducir la grasa corporal, te puede ayudar a reducir el colesterol malo.

100 participantes sanos que aplicaron las recomendaciones de este libro mostraron una reducción significativa de los siguientes estudios de laboratorio: colesterol total, triglicéridos, ácido úrico, glucosa en sangre y la presión arterial. Estos cambios ocurrieron después de sólo dos meses de tratamiento.

A veces, el colesterol aumenta durante los primeros meses de tratamiento. Por lo general es debido a un aumento en el HDL o colesterol "bueno".

Si tienes azúcar en la sangre (diabetes mellitus), presión arterial alta, colesterol malo o triglicéridos elevados, este programa te puede ayudar. Pero primero háblalo con tu médico, quien decidirá si usar estas recomendaciones, así como otras estrategias tales como: medicamentos, ejercicio y control del estrés.

Vas a poder comer huevos para el desayuno un día, otro día avena y tostadas en el tercer día. Esto te ayudará a hacer la dieta un poco menos monótona.

SEMANA 4

Comida de Base 4

Paquete de Equilibrio 4

Comida de Base 4

Al despertar: 2 onzas de leche con 2% de grasa o yogurt bajo en grasa
2 galletas saladas (trigo o arroz)
1 cucharadita de miel de abeja

Desayuno: Paquete de Equilibrio 1, 2, 3, 4 o Licuados de Equilibrio

Media mañana: 1 plátano, pera, manzana, toronja o naranja medianas
6 almendras crudas enteras o 3 nueces crudas enteras
2 cucharaditas de miel de abeja

Almuerzo: Sopa de verduras sin grasa
¼ taza de frijoles, lentejas o garbanzos
2 onzas de proteína animal baja en grasa (ver más abajo)
½ aguacate Haas mediano (80 gr de pulpa)
1 taza de hojas verdes
Agua simple, te o café sin azúcar al gusto

Media tarde: 1 plátano, pera, manzana, toronja o naranja medianas
4 almendras crudas enteras o 2 nueces crudas enteras
1 cucharadita de miel de abeja

Cena: Paquetes de Equilibrio 1, 2, 3, 4 o Licuados de Equilibrio

Al dormir: 2 onzas de leche con 2% de grasa o yogurt bajo en grasa
2 galletas saladas (de trigo o arroz)

MÍNIMO8 VASOS DE AGUA DURANTE EL DIA

Calorías	Hidratos de carbono	Proteínas totales	Grasa total	Grasa Saturada	Fibra
715	54%	17%	29%	5%	20 gr

Nota: La comida en **negritas** se agregada a la Comida de Base 3 para incrementar la ingesta de total de calorías. Esto incrementa el valor calórico total de 639 a 732 calorías.

La Comida de Base 4 es casi idéntica a la 3, excepto que tiene más miel y semillas. Se eleva el recuento total de 639 a 732 calorías.

También vas a agregar variedad a tu proteína de origen animal. La proteína animal se divide en: contenido bajo, mediano y alto de grasa.

Los animales salvajes acumulan un 1% de grasa total. Otros alimentos como el chicharrón de cerdo contienen un 50% de grasa. Tratándose de proteína animal, el contenido de grasa puede ser extremadamente variable.

¿Tiene sentido limitar las grasas de origen animal?

Diversas organizaciones médicas tales como: la Asociación Americana de Diabetes, la Sociedad Americana del Cáncer, la Asociación Americana del Corazón, e incluso los Institutos Nacionales de la Salud de EE. UU recomiendan limitar las grasas animales. Según estas Organizaciones, las dietas deberían contener un 10% o menos de grasa saturada.

Este consejo ha cambiado recientemente, y ahora resulta que los expertos están diciendo, "Nos equivocamos." No se ha encontrado evidencia clara de que la grasa animal o incluso el colesterol total de la dieta afecte el colesterol en la sangre. ¡Así que ahora está bien comer dos huevos enteros diariamente!

Tratándose de exceso de grasa corporal, no importa qué tipo de grasa uses en la dieta, ya que bajarás de peso y medidas mientras el porcentaje total esté por debajo del 35% - lo que equivale a un margen muy generoso.

Puedes mantenerte delgado comiendo grandes cantidades de grasas animales - pero el costo para tu salud puede ser muy elevado.

Si comes res diario, pueden aumentar los niveles de colesterol, el grado de la arteriosclerosis (endurecimiento de las arterias), y la probabilidad de desarrollar cáncer en diferentes partes del cuerpo. Se puede incluso provocar un envejecimiento prematuro y aumentar la probabilidad de desarrollar Alzheimer.

Algunos consideran que esta asociación no corresponde al ganado orgánico o alimentado con pasto, e incluso creen que este ganado puede proporcionar beneficios para la salud. Probablemente sea cierto, pero hasta ahora, no ha habido estudios de población a largo plazo que demuestren un efecto beneficioso significativo. Ahora bien, si me preguntas, yo ciertamente estoy comiendo carne de res, pero sólo criada con pasto u orgánica, y sólo un par de veces al mes.

Yo sí creo que cualquier cantidad de grasa animal puede ser peligrosa para tu salud si no es orgánica o alimentada con pasto, no por la grasa, sino porque las células de grasa concentran toxinas hasta 1.000 veces más que los demás tejidos. Es otra área de la nutrición moderna que no vamos a cubrir en este libro. Escribo "nutrición moderna" porque pesticidas, insecticidas, toxinas, plástico y contaminación por metales pesados no eran una parte de nuestra dieta.

Aquí hay otro problema: incluso la ganadería orgánica almacena toxinas peligrosas en sus depósitos de grasa.

Otra cuestión es qué los animales sometidos a tratamiento con antibióticos pueden dañar nuestro ecosistema interno, y esto causa estragos incluyendo un aumento de colesterol malo, así como la acumulación de exceso de grasa corporal.

Por estas razones, recomiendo platillos que contienen altas cantidades de grasas animales únicamente hasta la semana 8 cuando vamos a aprender cómo equilibrar estos platillos sabrosos, pero incluso entonces, deberás comerlas con moderación.

¿Qué tipos de proteínas de origen animal son bajos en grasas?

• Aves: pavo sin piel, pechuga de pollo sin piel.
• Cerdo: chuleta de cerdo.
• Productos lácteos: queso cottage, queso ricotta, queso bajo en grasa, queso fresco, yogurt bajo en grasa o sin grasa, kéfir bajo en grasa o sin grasa.
• Fiambres: jamón de pechuga de pavo, jamón de cerdo bajo en grasa.
• Pescado y mariscos: todo tipo.
• Carne: arrachera, filete, carne de ternera.

A partir de esta semana, puedes elegir cualquiera tipo de proteína baja en grasa, pero por favor no comas carne de res diario. Recuerda que debes pesar tus 2 onzas de proteína DESPUES DE LA COCCION (excepto para el queso).

Debes moderar la ingesta de pescados grandes. Come máximo 12 onzas o 360 gramos de salmón y atún por semana. De esta manera puedes reducir el exceso de mercurio y subproductos tóxicos de cloro en tu dieta.

La proteína animal se debe cocinar a la plancha y preparar sin mantequilla o crema. Utiliza aceite en aerosol para evitar que se pegue al sartén. Usa quesos con bajo contenido en grasa. Hay una forma práctica de saber cuánta grasa hay en un queso: Si no se derrite cuando se calienta en una parrilla, se puede considerar bajo en grasas. Pero si se derrite rápidamente, puede contener cantidades moderadas o altas de grasa animal.

Definitivamente vas a comer proteína con alto contenido de grasa más adelante. ¿Y por qué estarás comiendo altas cantidades de grasa animal si esto podría causar problemas de salud a largo plazo? Sería ingenuo creer que NUNCA volverás a disfrutar de alimentos con grandes cantidades de grasa animal. Un enfoque más sensato es equilibrarlas para evitar la acumulación de grasa corporal.

Tal vez un libro que recomiende el uso ocasional de tocino, pato, cabra y cordero puede ser insípido, pero probablemente es más saludable. Es cierto que nosotros preferimos alimentos con un alto contenido de grasa por naturaleza (muchos estudios han demostrado esto), pero en mi práctica diaria, he confirmado que es posible desarrollar y mantener hábitos de alimentación saludables permanentes, siempre y cuando la ingesta total de grasas sea menor del 35%.

Paquete de Equilibrio 4

Para el desayuno y la cena

Dos rebanadas de pan (total 2 onzas o 60 gramos- leer a continuación)
1 onza de proteína baja en grasa
1/3 de un aguacate de tamaño medio, o 18 aceitunas medianas
Cualquier tipo de lechuga, tomate, champiñones, al gusto
1 taza de melón, papaya, sandía, fresas, o 4 onzas de cualquier jugo de fruta

Calorías	H. de C	Proteínas totales	Gr. totales	Grasa Saturada	Fibra
359	53%	17%	30%	8%	6gr

Esta semana nos vamos a divertir con un platillo muy popular en todo el mundo: el sándwich. Se puede comer en cualquier momento y en cualquier lugar, y por eso lo llamo el "el paquete portátil que da forma a tu cuerpo."

Usa dos rebanadas de pan para un total de dos onzas. ¿Cuál pan? Todo depende de tu preferencia y, últimamente, de la posibilidad de tener intolerancia al gluten.

La intolerancia al gluten era poco común, pero recientemente se ha incrementado. Es difícil determinar con precisión donde se origina este problema, o lo que lo causa. Pero si el gluten te causa hinchazón, debes reducir o restringirlo de tu dieta.

El gluten se encuentra en varios granos. Por tanto, una persona con intolerancia al gluten debe eliminar varios cereales de su dieta.

Por cierto, hasta esta semana, ¡has estado comiendo una dieta baja en gluten! Así que ten cuidado de que no te hinches al agregar el trigo.

Si sospechas que tienes una intolerancia al trigo, primero usa sourdough, que se hace con trigo, pero a partir de la masa de fermentación larga.

Muchas personas con intolerancia al trigo toleran el sourdough. Además, el sourdough se absorbe muy lentamente, lo que ayuda a las personas con diabetes a obtener un mejor control de la glucosa en la sangre.

Si el sourdough te hincha, prueba otros tipos de pan que no contienen gluten como el pan Ezequiel que no debe causar problemas. Puedes comprar muchos panes sin gluten así que has tu tarea al ir de compras.

Ahora, si aún te hinchas después de cambiar a pan sin gluten, ve con tu médico ya que es posible que tengas desequilibrio de la flora y parásitos y hongos, o protozoarios. Todos ellos causan intolerancia a los hidratos de carbono.

Si eres uno de los afortunados que puede comer pan de trigo, entonces tienes un montón de decisiones que tomar.

La lista de pan de trigo a elegir es enorme: amadama, panecillo, bastone, pan de cerveza, Bhakri, Bialy, bing, pan negro, borodinski, rollos, chapata, pan cubano, focaccia, matzo, multigrano, rollo francés, etc., etc., etc. Sólo recuerda comer sólo dos onzas de pan.

En cuanto a tu proteína, la porción es muy pequeña. Por lo tanto, mide tus onzas con cuidado. Si tienes celulitis, el atún enlatado en agua es una excelente elección.

Utiliza 1/3 de un aguacate mediano, lo cual debe pesan alrededor de 50 g. Se puede cambiar el aguacate por 18 aceitunas medianas.

Añade tomate, cebolla, y pimientos un día, setas otro día, e incluso pepinillos en el tercer día. Te ayudará a no aburrirte con tu sándwich.

Recuerda que puedes utilizar mostaza, sal, pimienta y salsa picante. Para mantener el equilibrio en la dieta, evita agregar crema, mantequilla, mayonesa, etc.

La taza de melón, papaya, sandía, fresas y pueden ser substituidos por ½ taza de cualquier otra fruta (mango, manzana, plátano, etc.). También puedes elegir la fruta de temporada - que es más barata y más sabrosa.

En lugar de fruta fresca, puedes beber 4 onzas de jugo de frutas (recién exprimidos o embotellado). Aunque el jugo recién exprimido es preferible, si no tienes tiempo para prepararlo, compra jugo embotellado de manzana, toronja, naranja, uva, mientras no tengan azúcares adicionados. Es mejor que sea orgánico.

Ahora tienes seis opciones para el desayuno y la cena: Paquete de Equilibrio 1 (tostadas), Licuados de Equilibrio, Paquete de Equilibrio 2 (avena), Paquete de Equilibrio 3 (huevos) y el Paquete de Equilibrio 4 (sándwiches).

Puede comer tantos sándwiches como desees. Si quieres comer otro sándwich, incluye tu onza de proteína, 1/3 de aguacate y tu taza de fruta.

Los sándwiches son prácticos - son fáciles de preparar, no es necesario calentarlos, y puedes llevarlos contigo cuando estés de prisa. Incluso te los puede comer mientras caminas, o mientras estés en el mostrador de la cocina.

Si preparas tu sándwich con cuidado, podrás obtener una velocidad satisfactoria de la pérdida de grasa. También es muy satisfactorio saber que puedes perder exceso de grasa con la cantidad de sándwiches que desees, aunque (probablemente) perderás peso a un ritmo más lento.

Cuando agregas nuevos Paquetes, se aumenta el recuento total de calorías. Pero en lugar de obsesionarte con las calorías, céntrate en la nutrición y disfruta de tu dieta.

La ventaja de todo Paquete de Equilibrio es qué, si por cualquier razón, comes más de lo necesario, seguirás perdiendo peso y medidas. Te podrá hacer sentir desagradablemente lleno, pero esta sensación desaparecerá tarde o temprano.

Si tu imaginación fue más grande que tus necesidades y comiste demasiados, todavía tienes la desagradable tarea de comer todo lo indicado para el resto del día, incluso cuando no tengas hambre.

SEMANA 5

Comida de Base 5

Paquete de Equilibrio 5

Comida de Base 5

Al despertar: 2 onzas de leche con 2% de grasa o yogurt bajo en grasa
4 galletas saladas de trigo o arroz (½ onza)
1 cucharadita de miel de abeja

Desayuno: Paquete de Equilibrio 1, 2, 3, 4, 5 o Licuados de Equilibrio

Media mañana: 1 plátano, pera, manzana, toronja o naranja medianas
6 almendras crudas enteras o 3 nueces crudas enteras
2 cucharaditas de miel de abeja

Almuerzo: Sopa de verduras sin grasa
¼ taza de frijoles, lentejas o garbanzos
2 onzas de proteína animal baja en grasa (ver más abajo)
½ aguacate, o 2 cuhcaraditas de aceite de oliva o coco
1- ½ tazas de hojas verdes
Agua simple, te o café sin azúcar al gusto

Media tarde: **¼ de taza de cereal de granola**
2 cucharaditas de miel de abeja
4 almendras crudas o 2 nueces enteras crudas

Cena: Paquetes de Equilibrio 1, 2, 3, 4, 5 o Licuados de Equilibrio

Al dormir: 2 onzas de leche con 2% de grasa o yogurt bajo en grasa
4 galletas saladas de trigo o arroz
1 cucharadita de miel de abeja

MÍNIMO8 VASOS DE AGUA DURANTE EL DIA

Calorías	Hidratos de carbono	Proteínas totales	Grasa total	Grasa saturada	Fibra
799	55%	15%	30%	7%	17gr

Nota: Alimentos en **negritas** aumentan la ingesta total de calorías de la semana anterior

Hasta ahora, sólo he recomendado aguacate y aceitunas. ¿Por qué? Porque en mi experiencia promueven mayor pérdida de grasa, pero a partir de esta semana puedes utilizar el aceite de oliva o aceite de coco para cocinar.

Las grasas se dividen en tres grupos: saturadas, mono insaturadas y poliinsaturadas. El cuerpo procesa cada una de estas grasas de forma diferente.

La recomendación actual es reducir el consumo de grasas saturadas que se encuentran en abundancia en los animales de sangre caliente.

Los vegetales y animales de sangre fría contienen grasas mono y poliinsaturadas. El consejo actual es que una dieta contenga alrededor de 20% de estas grasas.

Las grasas saturadas y mono insaturadas son muy estables cuando se someten al calor, mientras que las grasas poliinsaturadas no lo son. Las altas temperaturas causan que las grasas poliinsaturadas generen radicales libres. Los radicales libres son moléculas que dañan a las células del cuerpo.

Se supone que una dieta saludable tiene 10% o menos de grasas saturadas, 10% o más de grasa monoinsaturada, y el otro 10% de grasas poliinsaturadas, e incluso mejor aún grasas vegetales crudas (aguacates, aceitunas, almendras, nueces y otros frutos secos).

Si empezaste a ver borroso por lo que acabas de leer, no te preocupes, ya tomé en cuenta esto cuando preparé los programas.

En esta semana, podrás cocinar los alimentos con aceite, pero utiliza el que contienen grasas monoinsaturadas y saturadas de origen vegetal. Estas son el aceite de oliva extra ligero, aceite de aguacate y aceite de coco.

El aceite de coco es diferente a otras grasas saturadas, e investigaciones recientes ha informado que tiene algunos beneficios increíbles para la salud. En primer lugar, no eleva el riesgo de padecer enfermedad coronaria o accidente cerebrovascular, incluso cuando aumenta partículas de LDL. En segundo lugar, el calor no las afecta, por lo tanto, son una excelente opción para preparar comidas fritas (papas a la francesa, pescado frito, etc.). Otro beneficio es que tiene efecto antimicrobiano, anti fúngico y antiviral. El mejor de todos: no sólo promueve la pérdida de peso; ¡también ayuda a reducir la grasa intra abdominal! Por otro lado, he observado que puede contribuir ¡a la reducción de la celulitis!

No elimines las almendras que acompaña a la fruta para usar más aceite de oliva, a menos que seas alérgico a las nueces. ¿Por qué? La combinación de fruta con almendras puede ayudar a perder el exceso de grasa corporal con mayor rapidez. Por otro lado, te puede ayudar a protegerte de la diabetes.

Paquete de Equilibrio 5

Para el desayuno y la cena

Dos rebanadas de pan, un bolillo, o 2 tortillas de maíz medianas (total 2 onzas), o 1/3 taza de arroz cocido al vapor, o quínoa, o pasta hervida

1 onza de proteína baja en grasa

½ aguacate mediano o 24 aceitunas medianas, o 2 cucharaditas de aceite de oliva

¼ de taza de frijoles, garbanzos, o lentejas

Verduras, al gusto: tomates rojos, cebolla, lechuga, champiñones, etc.

1 taza de melón, papaya, sandía, o fresas, o 4 onzas de jugo de frutas: naranja, toronja, manzana, etc.

Calorías	Hidratos de carbono	Proteínas totales	Grasa total	Grasa Saturada	Fibra
397	54%	16%	30%	5%	13gr

Esta semana, el método de porciones (véase a continuación) se utiliza en Paquete de Equilibrio 5 para dar variedad y flexibilidad.

2 onzas de pan (dos rebanadas regulares) tienen nutrimentos muy similares a 2 onzas de pan francés y dos onzas de tortillas de maíz.

Los aguacates, aceitunas y aceite de oliva tienen un contenido nutricional similar si se comen las proporciones prescritas.

Gracias a muchas similitudes entre los diferentes alimentos, se pueden clasificar en grupos de alimentos. Veamos estos grupos de alimentos:

Vegetales: acelga, apio, berro, tomates rojos, lechuga, rábanos, etc.

Frutas: fresas, mango, melón y melón chino, naranjas, papaya, piña, plátano, sandía, etc.

Granos: arroz, pan, pasta, tortillas de maíz, quinua, etc.

Proteínas: marisco, carne, pescado, pollo, pato, etc.

Grasas: aceite, aceitunas, aguacates, nueces, y semillas etc.

Azúcares refinados: azúcar blanca, terrones de azúcar, jaleas, miel, etc.

Cada alimento de cada grupo tiene un tamaño de ración para que su valor calórico sea similar a los otros alimentos de ese grupo.

Esta forma de clasificar los alimentos en grupos y darles un valor de ración se propuso y se aceptó hace más de 80 años. El principio, se utilizó para crear dietas para personas con diabetes.

Hoy en día, el sistema de grupos se utiliza para crear todo tipo de dietas tanto para sanos como para enfermos. Te da la opción de crear menús variados, y a la vez con suficiente precisión como para generar resultados excelentes.

Es relativamente fácil calcular las cantidades aproximadas de calorías, hidratos de carbono, proteínas, grasas y fibra que necesitamos.

A pesar de que el método funciona, seamos claros de que hay diferencias significativas dentro de cada grupo de alimentos.

Por ejemplo, las tortillas de maíz tienen más calcio y fibra que el pan. Otro ejemplo de diferencias entre alimentos es la pasta y el pan integral. La pasta se absorbe mucho más lento y hace que te sientas lleno más tiempo.

Una tortilla es similar en calorías a 2 tazas de palomitas de maíz tostadas en aire, pero las palomitas de maíz nos llenan más que las tortillas de maíz: es más fácil comerse seis tortillas de maíz que 12 tazas de palomitas de maíz tostadas en aire, aun cuando ambos contienen calorías similares.

Si comparamos los aguacates, aceitunas y aceite de oliva, nos encontramos con que los dos primeros contienen proteínas e hidratos de carbono, mientras que el aceite de oliva no tiene proteínas ni hidratos de carbono.

Las leguminosas se consideran como proteínas. Sin embargo, su impacto en el exceso de grasa corporal es tan espectacular que, si fuera por mí, yo le daría a las leguminosas su clasificación independiente.

Los Paquetes de Equilibrio 1 al 4 usan nutrimentos específicos para lograr una pérdida más rápida de peso y medidas. El Paquete de Equilibrio 5 usa las raciones para dar mayor flexibilidad, incluso cuando la pérdida de peso puede (o no) hacerse más lenta.

¿Por qué añadir variedad, con la posibilidad de crear un plan de pérdida de peso más lento?

La gente se ha convencido que solo se trata de ganar o perder peso. Se han olvidado de que solían comer lo que querían sin subir de peso.

Existe una gran obsesión por adelgazar, pero la verdad es que el 90% del tiempo la gente no sigue programas de reducción de peso, ya que están comiendo lo que quieren. Una encuesta telefónica realizada en los Estados Unidos demostró esto.

En más de 35 años de experiencia en el tratamiento de exceso de grasa corporal, me he dado cuenta de una regla: cuando las personas se obligan a bajar de peso rápidamente, tarde o temprano se cansan, dejan su plan, y vuelven a los viejos hábitos de alimentación destructivos para recuperar lo que habían perdido, o ganar aún más.

Las personas que hacen dietas estrictas terminan con 120% de su peso original después de dos años dieta. Este resultado es sumamente decepcionante ¿no lo crees?

Si insistes en perder peso rápidamente, aun después de conocer los resultados desastrosos a largo plazo, deja este libro inmediatamente. Corre para hacer una cita con un psicólogo o unirte a un grupo de autoayuda ¡lo antes posible!

¿Qué combinaciones se puede crear con el Paquete de Equilibrio 5? ¡El cielo es el límite!

Se creativo, camba ingredientes, cambia especias ¡y cambia tu vida!

El Paquete de Equilibrio 5, al igual que los demás, puede comerse doble, triple o cuádruple.

Durante esta semana, utilizaras cualquiera de los Paquetes de Equilibrio 1 a 5. Recuerda que puedes mezclar y combinar y recuerda que siempre cuentas con tus Licuados de Equilibrio para facilitar tu dieta.

Puedes usar estos paquetes en cualquier momento del día. Los puedes duplicar o triplicar en el desayuno y la cena, a media mañana, en el almuerzo, en su comida de media tarde, o en cualquier momento que sientas hambre.

Es mucho más fácil comer doble en la cena o el desayuno, pero si puedes comer un nuevo Paquete de Equilibrio entre comidas, la reducción de peso y medidas va a ser más rápida. Por ejemplo, en lugar de comer seis tostadas en el desayuno a las 8, come dos a las ocho, dos a las 10, y dos más a las 12.

Si tienes prisa por bajar de peso, o si tienes problemas con la glucosa en la sangre, te conviene comer varias comidas pequeñas durante todo el día.

Ten cuidado al doblar tus Paquetes, porque tienes que comer todos los alimentos de tu Comida de Base. Si comiste demasiado en la mañana y, tal vez, OCHO tostadas fueron un poco excesivas, tendrás que comer todo lo que está programada, ¡incluso cuando no tengas hambre!

Una vez que domines la combinación de los grupos de alimentos, tendrás un arma increíblemente poderosa que promueve la pérdida de grasa alrededor del ombligo.

En las primeras cuatro semanas, aprendiste a reducir la grasa del bajo vientre. En esta semana, aprenderás acerca de tres llaves mágicas necesarias para eliminar la grasa alrededor del ombligo. ¿Estás listo?

Estas son las tres llaves que abren la puerta para una cintura espectacular:

1. Una dieta balanceada.

2. Variedad.

3. Abundancia de vegetales de hojas verdes.

Ahora vamos a revisar cada uno de ellos:

1.   Una dieta equilibrada:

Esto es lo que has hecho desde la Semana 1. Estas calorías deben consumirse en suficientes cantidades para revertir y evitar la Eficiencia Metabólica (starvation mode). Mientras haya Eficiencia Metabólica, será casi imposible reducir áreas específicas del cuerpo. Si por fin revertiste la Eficiencia Metabólica, vas a notar cómo el ombligo y la grasa de bajo vientre comienzan a derretirse.

2.   Variedad:

Nuestro cuerpo necesita de todo tipo de nutrimentos para funcionar correctamente, y esto incluye hidratos de carbono, proteínas, fibra y grasas, así como vitaminas, minerales, probióticos y oligoelementos. Por desgracia, y en mi experiencia, cuando se obtiene vitaminas y minerales a través de suplementos orales, no se logra una cintura envidiable.

DEBES OBTENER TODOS LOS NUTRIMENTOS POR MEDIO DE LA COMIDA SI QUIERES LUCIR UNA CINTURA ESPECTACULAR.

Ningún alimento por si solo te dará todo lo que requieres. Debes comer una amplia variedad de alimentos para perder esa barriga antiestética y convertirla en una cintura digna de traje de baño. Deseo que hagas lo siguiente durante esta semana: usa una gran variedad de alimentos. Al hacerlo, ¡puede ser que quedes impresionado con los resultados!

3. Abundancia de vegetales de hojas verdes:

Cómo ocurre esto, no estoy seguro, aunque tengo una idea:

Hay una forma de movilización de la grasa que he nombrado el MODO DE SUPERÁVIT DE GRASA que no tiene nada que ver con la pérdida generada por dietas bajas en calorías.

Cuando le das al cuerpo lo que necesita en cantidades suficientes por medio de la comida, elimina la grasa almacenada pues ya no requiere de ella. Nuestro cuerpo es una máquina extraordinariamente frugal y no guarda lo que no necesita. Esto es cierto para enzimas, músculos, neuronas e incluso grasa corporal.

Lo opuesto sucede con las dietas restringidas. Yo llamo a esta movilización MODO DE DEFICIT DE GRASA, ya que nuestro cuerpo utiliza las reservas de grasa para sobrevivir.

Una de las maneras más rápidas de generar "modo de superávit de grasa" es comer grandes cantidades de verduras de hoja verde, así como todos los otros nutrimentos necesarios para obtener una comida equilibrada y suficiente.

Es muy probable qué ciertas señales enviadas por estos vegetales instruyen al cuerpo a utilizar no solo la grasa intracelular, sino la propia célula, es decir, ¡EMPEZAMOS A COMERNOS NUESTRO TEJIDO ADIPOSO!

¡Increíble!

Algunas moléculas vegetales, incluso reducen el flujo sanguíneo al tejido adiposo, lo que lleva a la destrucción de células de grasa. Es otra parte de la investigación que se encuentra totalmente fuera del alcance de este libro.

Pero no te preocupes, ya que, aunque entiendas toda la bioquímica involucrada, ¡no funcionará mientras no comas tus verduras! Una vez más, la solución es simple; ¡come grandes cantidades de verduras de hoja verde!

Voy a contar una historia hermosa (casi cuento de hadas) de una de las dietas de hojas verdes que desarrollé: hice una dieta equilibrada con extractos de jugo de vegetales y con sólo 1.300 calorías totales. ¡Y los resultados fueron verdaderamente sorprendentes!

Cuando busco ayudar a las mujeres a obtener pechos más firmes, utilizo un enfoque completamente diferente (aprenderás de esto más tarde) con mínimo 1.800 calorías por día, e idealmente más de 2.000 por día con postres.

Casi nunca indico dietas de 1.200 a 1.300 calorías, porque en lugar de obtener pechos más firmes, se pierde firmeza e incluso se pueden colgar.

Pues bien, resulta que con esta dieta de extractos de verdes y con sólo 1.300 calorías, mis clientas disminuyeron la cintura (esa era la idea); y además obtuvieron unos senos más grandes y firmes.

¡Esto es exactamente LO CONTRARIO de lo que veo con dietas de 1.300 calorías! Permítanme repetirlo: ¡Necesito programar por lo menos 2.000 calorías de una dieta equilibrada para obtener pechos más firmes!

Entonces, ¿de dónde obtuvo el cuerpo esas 700 calorías adicionales para crear pechos más firmes?

Creo que el cuerpo recibió señales para convertir las células adiposas en nutrimentos necesarios para una formar hermosas glándulas mamarias.

¿Suena imposible? Bueno, a mí también me suena como locura, pero no tengo otra manera para explicarlo.

Imagínense, el cuerpo utiliza sus células de grasa para reconstruir otras partes de sí mismo. ¿Habrá alguna vez una dieta especial que active las células madre y los adipocitos al mismo tiempo para trabajar juntos y crear nuevas células del cerebro o nuevas células del hígado? Suena a locura, pero sólo el tiempo nos dirá. Esta información podría quebrar las mentes de no sólo la población general, sino además de nutriólogos, dietistas, médicos e investigadores.

Y de nuevo, si lo que acabas de leer no tiene sentido, la solución es simple; aplica las reglas tal y como se indican.

Puedes utilizar cualquier vegetal de hoja verde, pero las mejores son las hojas de mostaza, berros, col rizada, hojas de nabo, acelga, espinaca y las coles de Bruselas.

No comas col rizada en exceso; puede afectar tu tiroides.

Así que a trabajar para obtener una cintura marcada y un abdomen digno de un traje de baño.

Una advertencia: si te pierdes al aplicar variedad, regresa a las Semanas 1 y 2.

¿Qué puedes hacer para evitar perderte?

Planifica lo que vas a comer durante una semana entera. Escribe todo en una hoja de papel. Incluso si en algún momento decides utilizar alguna otra cosa (lo cual se puede), no importa, porque has fijado en tu mente cierto orden. Si compras tu comida para toda la semana, tendrás aún mejores posibilidades de éxito.

Comer en variedad es como quitar las ruedas de entrenamiento de tu bicicleta y aventurarte sin ellas. O quizás estás listo para tomar la bicicleta en pistas de montaña.

¿Da miedo? Por supuesto que sí.

Perder peso y volumen en forma permanente no es una tarea fácil. Nunca dije que lo fuera. Sé muy bien a través de la experiencia con mis clientes que muchas veces tienen que repetir el programa dos, tres o cuatro veces antes de entender todo con perfecta claridad.

Y no es que quiera asustarte, solo sé que, si te pierdes un poco y tal vez incluso llegas a sentir pánico, no estás solo en este viaje.

Una vez escuché que la acción vence el miedo. Esta ha sido mi mantra durante años, y es lo que quiero que hagas. Entra en acción; sigue adelante, incluso aunque tengas que regresar a las Semanas 1 y 2.

SEMANA 6

Comida de Base 6

Paquete de Equilibrio 6

Comida de Base 6

Al despertar: 2 onzas de leche con 2% de grasa o yogurt bajo en grasa
4 galletas saladas de trigo o arroz (½ onza)
1 cucharadita de miel de abeja

Desayuno: Paquete de Equilibrio 1 al 6 o Licuados de Equilibrio

Media mañana: 1 plátano, pera, manzana, toronja o naranja medianas
8 almendras crudas enteras o 4 nueces crudas enteras
3 cucharaditas de miel de abeja

Almuerzo: Sopa de verduras sin grasa
½ taza de frijoles, lentejas o garbanzos
2 onzas de proteína animal baja en grasa
½ aguacate, o 2 cuhcaraditas de aceite de oliva o coco
1- ½ tazas de hojas verdes
Agua simple, te o café sin azúcar al gusto

Media tarde: **60 gramos o 2 onzas de cualquier tipo de repostería**

Cena: Paquetes de Equilibrio 1 al 6 o Licuados de Equilibrio

Al dormir: 2 onzas de leche con 2% de grasa o yogurt bajo en grasa
4 galletas saladas de trigo o arroz
1 cucharadita de miel de abeja

MÍNIMO8 VASOS DE AGUA DURANTE EL DIA

Calorías	Hidratos de carbono	Proteínas totales	Grasa total	Grasa saturada	Fibra
894	52%	17%	31%	6%	17gr

Nota: Los alimentos en **negritas** aumentan la ingesta total de calorías de la semana anterior.

Esta semana, vamos a añadir más almendras, además de otra porción de leguminosas y 2 onzas de repostería (¡bravo!).

¡Felicidades! Ha aplicado en un programa nutricional único durante un mes y medio. Seguramente, ya observaste los siguientes resultados:

• Menos de obsesión por la comida

• Eliminación del miedo de comer

• Mejoría de la autoestima

• Menos insomnio y mejora de la claridad mental

• Piel más lisa y suave, y cabello con más brillo

• Menos estreñimiento, colitis, gastritis

• Uñas más fuertes

• Menos exceso de grasa

• Libido incrementada

Además, debes tener cambios no visibles como: disminución del colesterol "malo," triglicéridos, ácido úrico y creatinina, así como la normalización de la presión arterial y la glucosa en sangre.

Comer en la forma indicada en el libro puede parecer al principio muy poco práctico. Si trabajas fuera de tu hogar (como la mayoría), debes preparar la comida en casa antes de salir y llevarla a donde quiera que vayas. Sin embargo, ¡te darás cuenta de que vale la pena!

Tal vez tuviste que limitar tu vida social porque no es fácil conseguir ciertos alimentos fuera de casa. Sin embargo, tu deseo de perder peso va a superar cualquier obstáculo.

Si has hecho locuras en el pasado al restringir la comida (lo cual va contra la naturaleza humana), estoy seguro de que este método te parecerá mucho más sensato y agradable.

Si la Comida de Base 6 es excesiva, vuelve a una Comida de Base previa (de 1 a 5). Es posible que te sientas más cómodo con Comida de Base 1, más cualquier otro Paquetes ya presentado. Lo más importante que te sientas satisfecho, ¡y no hastiado!

Paquete de Equilibrio 6 A

Para el desayuno o la cena

30 g (una porción) de cereal procesado (110 a 140 calorías)
8 onzas de leche 2% de grasa o leche de coco
Cuatro almendras crudas o 2 nueces enteras crudas

Calorías	Hidratos de carbono	Proteínas totales	Grasa total	Grasa Saturada	Fibra
270	55%	16%	29%	11%	3gr

Te presento un nuevo Paquete de Equilibrio que es práctico y sabroso, aunque no la mejor opción nutricional. Si nos fijamos en el contenido de fibra, es lamentablemente baja. ¡Y la tabla de Información Nutricional es terrible!

Estos cereales pueden ser Cocoa Puffs, Captain Crunch, Cheerios, etc. La tabla de información nutricional te dará calorías por porción que deben estar entre 110 y 140.

¿Cuáles cereales son los más saludables? A decir verdad, esta es la avena, pero, por otra parte, los cereales procesados son más fáciles de preparar. Como regla general, revisa la información nutricional y elige aquellos cereales que tienen menos ingredientes adicionales tales como colorantes artificiales, sabores artificiales, etc.

Los cereales procesados con más calorías (granola, Básico 4, etc.) o menos (All-Bran, Fiber One, etc.) no se pueden usar en este paquete, no porque sean poco saludables, sino porque requieren de diferentes ingredientes y cantidades para equilibrarse.

Muchas personas son intolerantes a la lactosa. Si este es tu caso, o si deseas un poco de variedad, puedes cambiar la leche por yogur bajo en grasa. Si todavía experimentas molestias (gases, calambres, e incluso diarrea), utiliza la leche de coco, leche de almendras, o leche de arroz. El contenido de nutrimentos es diferente, pero cuando se añaden al resto de tu dieta, es un ajuste suficiente para favorecer la pérdida del exceso de grasa corporal.

Mucha gente utiliza los cereales ricos en fibra, y esta es una buena práctica. Favorecen a una mejor digestión, reducen el colesterol malo, disminuye el riesgo de cáncer, y, por último, dan una grata sensación de llenura. Esta es una manera de hacer tu mañana de cereales un poco más sana:

Paquete de Equilibrio 6 B

Para el desayuno o la cena

¼ taza de cereal rico en fibra
30 g (una porción) de cereal procesado (110 a 140 calorías)
8 onzas de leche 2% de grasa o leche de coco
Seis almendras crudas o 3 nueces crudas enteras

Calorías	Hidratos de carbono	Proteínas totales	Grasa total	Grasa Saturada	Fibra
302	53%	17%	30%	10%	10gr

Los cereales ricos en fibra son el All Bran y el Fiber One.

Los Paquetes de Equilibrio 1 al 5 tienen menos de 5% de grasa saturada. Tienen un enfoque estético pues, además de eliminar grasa corporal, ayudan a reducir la celulitis. Aunque la celulitis no es una enfermedad, sí causa angustia emocional. El Paquete actual no ayuda a reducir la celulitis.

En esta semana puedes disfrutar de una amplia variedad de opciones para el desayuno y la cena: licuados, avena, tostadas, huevos, sándwiches, e incluso cereales que antes disfrutabas de niño.

Sólo recuerda que los granos procesados tienen una larga lista de ingredientes que no deseas añadir a tu cuerpo todos los días. Utiliza este Paquete de Equilibrio en forma ocasional.

Recuerda que puedes combinar todos los Paquetes de Equilibrio. Si tienes hambre, puedes comer un sándwich MÁS una porción de cereal "para niños" con leche baja en grasa y almendras. Sólo ten cuidado con la forma en que tu cuerpo reacciona a las calorías adicionales.

SEMANA 7

Comida de Base 7

Paquete de Equilibrio 7

Comida de Base 7

Al despertar: 2 onzas de leche con 2% de grasa o yogurt bajo en grasa
4 galletas saladas de trigo o arroz (½ onza)

Desayuno: Paquete de Equilibrio 1 al 7 o Licuados de Equilibrio

Media mañana: **2 rebanadas de pan de 2 onzas o 60 gramos**
1 rebanada de queso bajo en grasa de 1 onza o 30 gramos
¼ de aguacate mediano
½ taza de jugo de frutas

Almuerzo: Sopa de verduras sin grasa
½ taza de frijoles, lentejas o garbanzos
3 onzas o 90 g de proteína animal baja en grasa
½ aguacate, o 2 cuhcaraditas de aceite de oliva o coco
1 - ½ tazas de hojas verdes
Agua simple, te o café sin azúcar al gusto

Media tarde: 60 gramos o 2 onzas de cualquier tipo de repostería

Cena: Paquetes de Equilibrio 1 al 7 o Licuados de Equilibrio

Al dormir: 2 onzas de leche con 2% de grasa o yogurt bajo en grasa
4 galletas saladas de trigo o arroz

MÍNIMO8 VASOS DE AGUA DURANTE EL DIA

Calorías	Hidratos de carbono	Proteínas totales	Grasa total	Grasa saturada	Fibra
1053	54%	17%	29%	5%	18gr

Nota: Alimentos en **negritas** aumentan la ingesta total de calorías de la semana anterior

Espero que disfruten de los cambios para esta semana.

Conforme agregas más alimentos, incrementas el riesgo de recuperar parte de lo que habías perdido, y la razón de esto es por la persistencia de la Eficiencia Metabólica (starvation mode).

¿Por qué estarías todavía en Eficiencia Metabólica?

Por no haber aplicado el programa en forma correcta. Como vas a leer abajo, es casi imposible hacer una dieta perfecta.

Los hábitos de alimentación han recibido una enorme atención últimamente.

Dos estudios son de suma importancia para la pérdida permanente de grasa. Hay que entenderlos bien, y lo más importante, aceptarlos como parte de tu vida.

Estos dos estudios se aplican a TODOS, delgados y obesos. No hay tal cosa como "Soy diferente, esto no me corresponde a mí."

Una vez que entiendas y aceptes estos estudios, te encontrarás en el camino hacia la recuperación. Si no lo haces, te deseo buena suerte tratando de arrastrarse fuera de un pozo lleno de angustia, desesperación, dietas desastrosas, y más importante, un cuerpo enfermo.

El primer fenómeno de hábitos de alimentación alterados es el siguiente:

Se les pidió de a un grupo de personas que no estaban a dieta y otro grupo en un ayuno de 24 horas que probaran seis vasos de leche con diferentes contenidos de grasa y se les pregunto cuál era el más sabroso. Ambos grupos incluyeron personas delgadas y obesas.

Las personas delgadas y obesas que no estaban en ayuno encontraron a la leche con menos grasa más sabrosa. Los que estaban en un ayuno de 24 horas prefirieron la leche con mayor cantidad de grasa, y por lo tanto calorías.

Ninguno de los grupos sabía del contenido de grasa de la leche que probaron.

La restricción de comida, incluso si es sólo durante 24 horas, desencadena un impulso biológico inconsciente de comer alimentos con un contenido calórico mayor, ya que los alimentos de alto contenido calórico se vuelven mucho más apetecibles.

Y si no captaste esta información, el deseo de alimentos de alto contenido calórico se presentó tanto en delgados como obesos. ¡Todo lo que debes hacer es restringir tu ingesta de calorías durante 24 horas, y ¡listo! Los alimentos ricos en calorías se hacen mágicamente más apetecibles.

Este deseo de preferir un alimento alto en calorías no tiene nada que ver con todo tipo de explicaciones incorrectas como la falta de fuerza de voluntad, falta de autoestima, un deseo inconsciente de ser obesos, mecanismo de psicológicos de autodefensa, la culpa de la madre de hacer que comamos en exceso, etc.., etc., etc.

Te invito a que llenes los siguientes espacios en blanco con explicaciones más sesgadas y ridículas para comer alimentos altos en calorías:

_____

_____

_____.

Voy a repetir esto de nuevo:

La restricción de la ingesta de alimentos fijará a CUALQUIERA, delgados y obesos, para el fracaso, ¡porque serán programados de forma espontánea a preferir alimentos ricos en calorías! No tiene NADA que ver con pensamientos y emociones.

Esta preferencia por los alimentos con alto contenido calórico es una de las muchas razones por las que las dietas restringidas fallarán tarde o temprano.

Las dietas estrictas aumentan la probabilidad de fallar porque violan el deseo natural de comer, y se desatan respuestas biológicas inconscientes que te orillan a preferir alimentos de alto contenido calórico.

También distorsionan los patrones psicológicos y sociales, pero esta parte complicada de la ecuación es para otro libro.

Y si esto no fuera suficiente aquí está la otra investigación que pone el último clavo en el ataúd de madera:

Se pidió a personas delgadas y obesas que escribieran cuidadosamente y de manera obsesiva lo que comieron durante todo un mes.

Al mismo tiempo, fueron inyectados con una sustancia radiactiva para medir con precisión meticulosa la cantidad de calorías que tomaron durante ese mes.

Los resultados fueron sorprendentes: las personas delgadas anotaron 20% menos alimentos de lo que realmente comieron. Los obeso fallaron en un 40%.

No importa que seamos delgados u obesos.

Nuestra conciencia solo tiene un registro parcial de lo que comemos durante el día. La incapacidad para identificar lo que comemos es cierto para delgados y obesos, incluso cuando escriben a fondo lo que comen. Si no has mantenido un registro, ¡sólo Dios sabe lo que pasó por tus bellos labios!

La conciencia limitada se vuelve aún más con el exceso de grasa corporal. Recuerda que las personas obesas fallaron en un 40%.

Podemos estar absolutamente seguros de comer 1.200 calorías, cuando en verdad, ¡estamos comiendo más de 2.000 calorías por día!

Ya que ingerimos muchos alimentos en total inconsciencia, es imposible saber si están equilibrados o no.

Y si estás restringiendo la ingestión espontánea de alimentos (de eso se tratan las dietas tradicionales de pérdida de peso), es seguro que estás agregando alimentos con alto contenido calórico. ¿Recuerdas el estudio previo?

Yo llamo a esta incapacidad para reconocer cuánto comemos la "ZONA FANTASMA".

No registramos en forma espontánea lo que comemos, ¡pero nuestro metabolismo sí! Incluso cuando no recordamos haber comido una, o dos o tres rebanadas de repostería, nuestro cuerpo las tiene que digerir y decidir si las va a almacenar o quemar.

Has comido mucho más de lo que crees, y ni siquiera te has dado cuenta.

Si lo que comiste en la "ZONA FANTASMA" fue equilibrado, te ayudó a eliminar la Eficiencia Metabólica (starvation mode). Pero puede ser que tu alimentación inconsciente, la "ZONA FANTASMA", reflejó viejos patrones no estructurados y caóticas. Si este fue tu caso, se retrasó el restablecimiento de un metabolismo saludable.

Si comiste suficientes Paquetes Balanceados estas semanas previas, aun ingeriste 20% más de algo extra.

Afortunadamente, esto es suficiente para revertir la Eficiencia Metabólica (starvation mode), y vas a poder continuar con tu perdida de grasa mientras comes postres y otros platos deliciosos con alto contenido calórico.

Pero si restringiste tus Paquete de Equilibrio por temor a aumentar de peso, para perder peso más rápido, o quizás debido a estrés, tu "ZONA FANTASMA" muy probablemente aumentó a un 40%, y esto tal vez no fue suficiente para revertir la Eficiencia Metabólica (starvation mode).

¿Te he confundido? Si es así, no te preocupes; la acumulación de exceso de grasa corporal es uno de los eventos más complejos de la naturaleza.

En pocas palabras, si tu peso y medidas suben en la Semana 7, significa que sólo has seguido el programa parcialmente.

Comer algo extra no es desastroso, y no debes sentirse triste o culpable mientras lo aceptes y te permitas aplicar el programa mejor de ahora en adelante.

¡Tira tu miedo a la basura, disfruta de tu comida y come tanto como tú quieras!

Paquete de Equilibrio 7

Para el desayuno o la cena

Un bagel mediano de cualquier tipo (alrededor de peso 105 gramos)
1 onza de queso crema no dietético orgánico

Calorías	Hidratos de carbono	Proteínas totales	Grasa total	Grasa Saturada	Fibra
369	58%	14%	28%	16%	2gr

¿Quién no ama un bagel con queso crema?

El contenido de grasa saturada es alto, y recuerden que la grasa animal acumula todos tipos de toxinas. Por lo tanto, traten de comprar queso crema orgánico. También ten en cuenta que el contenido de fibra es bajo.

Las personas delgadas pueden comer los bagels que deseen y permanecen delgados, así que si ya erosionaste la Eficiencia Metabólica (starvation mode), debes ser capaz de comer bagels una a tres veces por semana para perder peso y medidas.

La leche ha estado recibiendo a una enorme cantidad de noticias malas en fechas recientes, como son incremento de la frecuencia de fracturas óseas y aumentando del riesgo de desarrollar diabetes tipo 1.

Tal vez este problema se pueda evitar tomando leche orgánica o alimentada con pasto. También hay otra manera de proteger tu salud: limitarla a un vaso por día.

Afortunadamente, el queso no causa estos problemas. Los quesos añejados pueden incluso reducir lo que se llama la "senescencia inmunitaria" (inmunodeficiencia asociada al envejecimiento), y esto, a su vez, nos protege de las células cancerosas.

Así que el queso crema equilibrado con un bagel estimula el sistema inmune, ¡especialmente en los ancianos!

¡Esta es una forma muy sabrosa de mejorar tu salud!

Sólo recuerda que tienes a tu disposición todos los demás Paquetes de Equilibrio, y Licuados y que la variedad ayuda a reducir la grasa de la cintura a un ritmo más rápido.

SEMANA 8

LA MESETA

¡VAMOS A DIVERTIRNOS!

Comida de Base Especial

Al despertar:	½ taza de yogurt natural con leche entera 2 cucharaditas de miel de abeja
Desayuno:	Paquete de Equilibrio 1 al 8 y Licuados de Equilibrio
Media mañana:	1 pera, manzana, plátano, toronja o naranja medianas 6 almendras crudas o 3 nueces enteras crudas
Comida:	Paquetes de Equilibrio Especiales (ver abajo)
Media tarde:	1 pera, manzana, plátano, toronja o naranja medianas 4 almendras crudas o 2 nueces enteras crudas 1 cucharadita cafetera de miel
Cena:	Paquete de Equilibrio 1 al 8 y Licuados de Equilibrio
Al dormir:	½ taza de yogurt natural con leche entera 2 cucharaditas de miel de abeja

MÍNIMO8 VASOS DE AGUA DURANTE EL DIA

Calorías	Hidratos de carbono	Proteína Total	Grasa total	Grasa saturada	Fiber
435	58%	12%	31%	11%	9g

Obtienes un Paquete de Equilibrio al combinar 2 cucharaditas de miel de abeja con ½ taza de yogur natural de leche entera. Esto significa que puedes utilizar esta combinación tantas veces como desees ¡en cualquier momento del día! Solo ten cuidado de comprar yogur con cultivos vivos y activos. Si tienes intolerancia a la leche, prueba yogur de leche de cabra.

¡Felicidades!

Has completado siete semanas de un programa de pérdida de peso abundante y equilibrado.

Espero que ya hayas visto cambios en tu cuerpo, y que tus amigos y familiares te hayan felicitado por los resultados.

Los chistes y comentarios sarcásticos acerca de tu "dieta loca" se han detenido, así como cualquier acusación de que estás tomando píldoras para perder peso. Algunas personas incluso llegan a ser acusadas de bulimia, ya que no reducen su consumo de calorías. ¡Hablemos de prejuicios!

¿Qué tanto peso y volumen se pierde en siete semanas?

Se pueden presentar toda una serie de resultados que dependen de varios factores:

Si iniciaste el programa con el vientre bajo abultado, es decir, con "Candado Metabólico", tal vez notaste cambios apenas hace dos o tres semanas.

Una vez que la grasa del bajo vientre se moviliza, se empieza a derretirse la grasa de otras regiones del cuerpo.

Existen otros escenarios posibles:

Has utilizado el programa sólo para perder peso rápidamente y probablemente has experimentado altibajos. Tal vez hace una semana perdiste mucho, para luego recuperarlo a la siguiente semana.

Tal vez dejaste otra dieta después de perder más de 20 libras. Probablemente has notado cambios mínimos o nulos, y vamos a cubrir por qué y qué hacer en un momento.

Si su dieta anterior produjo una grave malnutrición, es probable que AUMENTASTE de peso y medidas debido a la eficiencia metabólica y acabas de comenzar a perder peso y volumen hace una o dos semanas.

Las personas con diabetes, presión arterial elevada, colesterol malo alto, triglicéridos, cirugías mayores, y ácido úrico elevado perderán peso y volumen a una velocidad más lenta. En vez de conseguir una figura espectacular en pocas semanas, el programa genera una reducción lenta, pero segura y estética.

Tal vez eres uno de esos guerreros de dieta que has estado en dietas estrictas, tomado medicamentos, suplementos, y cualquier otro tratamiento posible. En este caso, debes esperar a que tus genes ahorradores se desactiven antes de empezar a cambiar tu cuerpo.

Por último, es posible que pienses que has hecho una dieta extraordinaria ya que has comido sólo alimentos orgánicos, sólo verduras, y has evitado las grasas saturadas y azúcares simples.

Eso no significa absolutamente nada a tu metabolismo si tu "dieta saludable" está mal equilibrada. La eficiencia metabólica (starvation mode) se puede activar CON CUALQUIER TIPO DE ALIMENTO.

Con la presencia de eficiencia metabólica (starvation mode) viene la incapacidad de perder exceso de grasa, por lo que probablemente no has perdido nada en lo absoluto o incluso recuperaste algo de peso y medidas durante tus primeras semanas de este programa.

Lo usual es que se pierda entre tres y cinco tallas de ropa en uno a tres meses. Traducido en la grasa corporal, esto equivale a la pérdida de 21 a 35 libras de exceso de grasa corporal, INCLUSO CUANDO LA BÁSCULA PUEDA INIDCAR QUE HAS PERDIDO MENOS. En este programa, se reducen alrededor de 7 libras de exceso de grasa corporal cada vez que se elimina una talla de ropa.

Los que tienen más grasa corporal por lo general obtienen más resultados.

Los altibajos son normales, y unas semanas puedes bajar de peso rápidamente, mientras en otras es posible que no pierdas nada o incluso ganes un poco.

Una vez que hayas perdido 3 a 5 tallas de ropa o 21 a 35 libras de grasa corporal, casi siempre se frena la movilización de grasa, un evento nombrado como el estado post-obeso. Yo prefiero la palabra MESETA, ya que muchas personas siguen con obesidad a pesar de haber perdido cinco tallas de ropa. La denominación de "post-obeso" parece un poco fuera de lugar para mí. Este es otro nombre que encuentras en Internet: obesidad resistente a la dieta.

No importa que nombre le quieras dar, la situación es la misma: dejas de perder peso y volumen.

Incluso las personas con cirugía de bypass gástrico o manga gástrica presentan la meseta, así es que chicos; NO van a esquivar esta bala.

NOTA: Algunas personas afortunadas nunca presentan meseta y continúan perdiendo exceso de grasa corporal hasta llegar a su peso y forma ideal. Esto, que en teoría no debe ocurrir, lo he visto en menos del 1% de mis pacientes. Es tan raro que envié a todos para un chequeo general y gracias a Dios todos los estudios resultaron normales. Este evento es tan extraño que si eres un dietista y tienes un cliente que nunca deja de perder peso, por favor consulta con su médico para descartar enfermedades que provocan pérdida de peso.

¿Qué debes hacer cuando llegas a un estancamiento?

Necesitas comprar una hermosa píldora mágica llamada PACIENCIA.

¿No la tienes?

Bueno, será mejor que la consigas en la manera que puedas.

¿Por qué?

Porque si intentas forzar aún más la pérdida de peso con dietas estrictas, o ejercicio intenso, o suplementos, vas a generar de nuevo eficiencia metabólica (starvation mode) con lo que vas a recuperaras todo lo perdido o incluso más para volver a punto cero, o menos cero.

No tiene ningún sentido en lo absoluto, por favor, créeme, no lo hagas.

Y he aquí la buena noticia:

Después de un periodo de "estancamiento", que puede durar de 1 a 4 meses, tu cuerpo comenzará de nuevo a eliminar la grasa.

¿Cómo debe influir la MESETA en tu comportamiento?

DEBES DEJAR DE INTENTAR PERDER PESO Y VOLUMEN.

La MESETA es un momento perfecto para olvidar tu obsesión por perder peso ya que incluso aunque hagas un pacto con el diablo, no vas a perder grasa corporal durante un tiempo.

Por lo tanto, es el momento perfecto para agregar Paquetes de Equilibrio Especiales, y estoy seguro de qué ¡los vas a disfrutar mucho!

Usa los Paquetes de Equilibrio Especiales unas tres a cuatro veces por semana. No conviene que sean más frecuentes por su contenido de grasas saturadas y aceites vegetales sometidos al calor. En teoría, esto podría causar daños a largo plazo.

Con suerte, tus papilas gustativas han cambiado lo suficiente como para que percibas cómo estos alimentos no son tan sabrosos como la comida casera.

Los Paquetes de Equilibrio Especiales son las opciones a buscar en restaurantes, o en casas de amigos o familiares que no están siguiendo este plan.

Al igual que los Paquetes de Equilibrio previos, los Paquetes de Equilibrio Especiales pueden ser duplicados o triplicados. Pero ten cuidado, porque tu cuerpo ya no está acostumbrado a estos alimentos y podrían causar trastornos digestivos. De hecho, es posible que cualquier alimento frito cause síntomas abdominales.

La vida sería un poco aburrida sin tantos platos deliciosos como pizza, hamburguesas, papas fritas, chorizo, chicharrón de cerdo, etc., ¿verdad?

¿Pueden incluirse estos alimentos en una dieta equilibrada?

¡Por supuesto que sí! Cualquier alimento puede ser equilibrado.

Los delgados naturales lo hacen todos los días: comen estos alimentos y se mantienen delgados. Algunas combinaciones son clásicas para las personas delgadas como la pizza con un refresco normal no dietético.

Los llamo Paquetes de Equilibrio Especiales no porque sean particularmente buenos, sino porque deben de ser utilizados en ocasiones especiales.

Quiero que comas en restaurantes, incluso cuando no son los lugares perfectos para revertir la eficiencia metabólica. ¿Por qué no son los mejores lugares para revertir la Eficiencia Metabólica? Desconocemos qué aceites utilizan, cuánto tiempo los han precalentado, y por lo general los alimentos no son orgánicos. A menudo utilizan una gran cantidad de condimentos; algunos restaurantes utilizan el mono glutamato de sodio, no sabemos qué tan higiénicos son, y no preparan la comida con el amor que tú lo haces.

¿Por qué debemos añadir estos Paquetes de Equilibrio Especiales?

Necesitas saber si puede comer estos alimentos y mantenerte delgado.

Nuestro cuerpo es una máquina fabulosa que fue creada para comer todo tipo de alimentos y sobrevivir. Es una máquina de supervivencia por excelencia.

Si comes en restaurantes y mantienes tu peso y volumen, significa que recuperaste el metabolismo que nunca tendrías que haber perdido, el que te mantendrá en línea mientras evites los hábitos de alimentación malos. Ahora eres un delgado natural.

¿Cómo se deben usar estas combinaciones?

En mi práctica del día a día, lo recomiendo en tres circunstancias:

En primer lugar, como un auto examen para que te demuestres que tu metabolismo está funcionando: Doy de alta a mis pacientes cuando pueden comer pizzas, hamburguesas, etc., durante una semana y pierden o mantienen su peso.

En segundo lugar, para romper la rutina. De vez en cuando, es bueno incluir alimentos que supuestamente te hacen engordar y ver cómo el exceso de grasa corporal se sigue eliminando.

En tercer lugar, para mitigar el estrés emocional. Anhelamos en forma natural alimentos ricos en calorías cuando estamos tristes, decaídos o estresado. Hay un dicho en mi país que dice "las penas con pan son buenas".

En lugar de combatir esta tendencia natural a comer alimentos ricos en calorías cuando estamos tristes, es mejor incluirlos de tal manera que reducen la eficiencia metabólica (starvation mode).

Dejé fuera las instrucciones sobre cómo preparar estos Paquetes de Equilibrio Especiales, ya que supuestamente los vas a comer en restaurantes.

Si decides hacerlo en casa, puedes "mejorarlos" mediante el uso de ingredientes orgánicos y aceite de coco o aceite de oliva extra ligero para cocinarlos.

Separé los paquetes en platillos nacionales. Espero que esto te ayude a decidir qué pedir dependiendo del restaurante.

Así que aquí están los Paquetes de Equilibrio Especiales:

COMIDA TIPICA AMERICANA

Paquete Equilibrio Especial 1

1 hamburguesa pequeña sin queso

250 calorías

¡Empecemos por presentar un alimento altamente calumniado! Todo lo que debes hacer es comerte la hamburguesa, e incluso puedes añadir toneladas de salsa de tomate y permanecer dentro de la gama de equilibrio. ¿Dónde compras esta comida equilibrada? ¡En cualquier restaurante!

Y ya que se puede repetir cualquier Paquete de Equilibrio, si una hamburguesa no es suficiente, ¡comete dos o más!

No puedes comer papas fritas porque no están equilibradas. Bueno, sí lo puedes hacer, pero hay que acompañar tus papas fritas con otro alimento para mantener el equilibrio. Vamos a ver esto:

Paquete de Equilibrio Especial 2

Papas fritas

Una porción de papas fritas (74 gramos)
1 taza (8 onzas) de cualquier refresco normal no dietético
Dos rebanadas de queso americano descremado

384 calorías

Este Paquete de Equilibrio Especial es un poco complicado: en primer lugar, sólo te sirves 8 onzas de tu bebida favorita no dietética y, en segundo lugar, te comes tus dos rebanadas de queso americano descremado al llegar a casa. ¿Por qué en casa? Debido a que el queso que añaden en el restaurante no es libre de grasa.

¿Se puede hacer eso?

¿Te puedes comer tus Paquetes Balanceados repartidos a lo largo de un período de 24 a 36 horas? Claro, ¡y funciona maravillosamente bien!

No es lo más práctico del mundo, y el mayor reto es acordarte de comer tus dos rebanadas de queso en casa, pero si comes todo dentro de un período de 24 o incluso 36 horas, ¡el cuerpo acepta esto como parte de una comida equilibrada! Pero mejor come tu queso el mismo día que tus papas.

Esto es lo que hacen los delgados naturales, equilibran lo que comen hoy con lo que comen uno a dos días después, y lo hacen de una manera espontánea.

¡Hablemos de alguien que está dispuesto a perdonar! ¡Sería algo así como serle infiel a tu cónyuge y tener la oportunidad de ser perdonad al no repetirlo dentro de las siguientes 36 horas!

No, eso no va a suceder, el concepto de equilibrio no funciona en la infidelidad, ¿entendido?

Y existen otras situaciones donde no se aplica el equilibrio: no tienes sólo el 0,1% de embarazo. ¡O se está, o no lo estás!

Así que, volviendo a las hamburguesas, refrescos y papas a la francesa: combinas dos Paquetes de Equilibrio Especiales y te sales con la tuya (hablando en un sentido nutricional).

¿Esto es saludable?

Vaya, esta sí que es una pregunta difícil de contestar.

Si tomas en cuenta que estas combinaciones promueven la pérdida de grasa intra abdominal (lo que hacen todas las comidas equilibradas), entonces se puede argumentar que es una opción saludable ya que se estás trabajando para eliminar grasa corporal muy peligrosa.

Pero si tomas en cuenta los ingredientes, bueno, esa es otra historia. Quiero apostar que estas combinaciones pueden perjudicar tu salud a largo plazo.

Evitas estos alimentos, no porque te hacen engordar ya que no lo harán, sino porque no son tus mejores opciones.

¿Hay alguna manera de hacer estas combinaciones un poco más saludables?

Por supuesto. En casa, utiliza fruta fresca o jugo de frutas recién exprimido en vez del refresco, fríe las papas en aceite de coco, usa de sal del Himalaya en vez de sal común, utiliza un pan sourdough y usa carne de res alimentada con pasto u orgánica.

¿Tienes una sonrisa en tu semblante?

Espero que sí. Una parte deliciosa de la nutrición es la forma en que nos relacionamos con ella, y no estoy hablando de calorías. Si tu alma se goza al pensar en lo que vas a elegir para comer, entonces mi trabajo ha valido la pena.

Paquete de Equilibrio Especial 3

Una hamburguesa de un cuarto de libra de McDonald (Quarter pounder)
Un refresco o jugo de frutas

1 hamburguesa de ¼ de libra de McDonald's
14 onzas de refresco normal no dietética o 12 onzas de jugo de fruta

582 calorías

Estás en lo correcto si piensas que ir a un restaurante para comer una hamburguesa sencilla no es tan divertido. Por lo tanto, vamos a animar las cosas un poco con la hamburguesa de mejor sabor de ¼ de libra. No está equilibrada, pero se puede resolver agregando refresco o jugo de frutas.

Ahora, hablemos de los refrescos: resulta que los refrescos elaborados con jarabe de maíz alto en fructosa (HFCS) pueden incrementar el riesgo de acumular exceso de grasa. Este riesgo es menor con el azúcar de caña. Pero ¿dónde vamos a encontrar estos refrescos en los EE.UU.? No los vas a encontrar a menos que compres bebidas embotelladas hechas en México. La Unión Europea sí endulza sus bebidas embotelladas con sacarosa. ¡Qué suerte tiene ustedes europeos!

Si vives en un país donde los refrescos tienen jarabe de maíz ¿qué haces? Modera su consumo, o mejor aún, utiliza jugo de frutas en lugar de refrescos. La cantidad es un poco menos, 12 oz.

Y no te preocupes por el índice glucémico (la velocidad a la que el cuerpo absorbe el azúcar de los jugos), ya que estás combinando el jugo de fruta con proteínas y grasas, lo que pone freno a la absorción de azúcar. Elegir jugos de frutas en restaurantes son una excelente opción.

¿Cuál es el mejor? La investigación demuestra cómo el jugo de naranja reduce significativamente la inflamación causada por los alimentos de restaurantes.

Si decides ingerir fruta fresca en lugar de jugo de fruta, ¡es mucho mejor! 12 onzas de jugo de fruta equivalen a más o menos 2 manzanas, 2 peras, o 2 naranjas pequeñas. Puedes comer tu fruta en otro momento del día si dos piezas son excesivas.

Paquete de Equilibrio Especial 4

Una rebanada de pizza con queso, base gruesa
Refresco o jugo de frutas

Una rebanada de 3 onzas de pizza de base gruesa con queso
4 onzas de refresco regular o 4 onzas de jugo de frutas

287 calorías

Es una combinación muy útil que puedes obtener en cualquier lugar. Sin embargo, antes de comerlo por primera vez, pide para llevar, llévala a casa y pésala. Así tendrás una idea aproximada de cuánto debes comer.

Puedes hacer una aproximación que casi siempre es certera. Cuando leas el capítulo de Semanas Extras, comprenderás porque no tienes que ser perfecto cuando mides tus Paquetes de Equilibrio Especiales.

El pan de la pizza puede ser delgado o grueso, pero es mucho más fácil de balancear cuando es grueso. Los que eligen una pizza de base delgada supuestamente para ahorrarse las calorías, solo le están complicando al cuerpo la facilidad para equilibrar ese alimento. Por cierto, si te quedas con hambre, puedes comer otra rebanada de pizza con otras 4 onzas de jugo de frutas.

Paquete de Equilibrio Especial 5

Una rebanada de pizza de base gruesa con peperoni
Refresco o jugo de fruta

Una rebanada (como 3 onzas) de pizza de peperoni, orilla gruesa
6 onzas de refresco regular o 6 onzas de jugo de fruta

361 calorías

Esta es otra buena combinación. El valor calórico aumenta porque debes agregar un poco refresco o jugo de fruta para balancear la grasa extra del peperoni, ¡pero lo puedes hacer! Y siempre acompaña tu pizza con una ensalada.

RESTAURANTES JAPONESES

Paquete Equilibrio Especial 6

Rollo de salmón y aguacate (sushi)
Sopa miso

1 rollo de salmón y aguacate
1 taza de sopa de miso

382 calorías

¡Esta es otra combinación que es equilibrada desde un principio!

Cuenta con todo tipo de ingredientes que reducen grasa: arroz frío que contiene fibra resistente o fría, algas marinas que contienen un montón de vitaminas y minerales (20 veces más que la planta terrestre más densa), el consumo de aguacate favorece la pérdida de peso, ¡y el salmón tiene omega-3 que son la moda de hoy!

Y no puedo dar suficiente elogio para la sopa de miso, ¡la cual es una de las opciones más saludables del planeta ricas en probióticos! El rollo no necesita sopa de miso para ser equilibrada, pero las calorías sí descienden a 298.

Paquete de Equilibrio Especial 7

California roll con sopa miso

1 California roll
1 taza de sopa de miso

335 calorías

¡Estos rollos son muy populares!

La grasa y el contenido de proteína son un poco bajos. Por lo tanto, debemos añadir la sopa miso para mejorar el equilibrio del platillo. Puedes encontrar la sopa miso en cualquier restaurante de sushi, o supermercado.

Paquete de Equilibrio Especial 8

Rollo de Caterpillar con sopa miso y almendras

1 rollo de Caterpillar
1 taza de sopa de miso
12 almendras crudas enteras o 6 nueces crudas enteras

499 calorías

¿Te parece que estoy sesgado al agregar tres opciones de sushi? En realidad, no, ya que la lista todavía continúa, pero estoy feliz de decir que la cocina japonesa es un paso natural para cualquier dieta equilibrada. Puedes agregar tus almendras en cualquier otro momento del día.

RESTAURANTES MEXICANOS

Paquete de Equilibrio Especial 9

Tamales de res, queso, pollo o cerdo con frijoles

Un tamal de res, queso, pollo o cerdo (aproximadamente 110 g)
½ taza de frijoles hervidos

326 calorías

Se trata de un paquete delicioso y conveniente que ha ayudado a muchas personas a reducir su exceso de grasa corporal.

Obtuve el valor nutricional de una búsqueda en Google de diferentes páginas web.

No es necesario agregar refresco o jugo de frutas.

Si es que deseas hacerlo, sólo tienes que beber 4 onzas de jugo de frutas acompañadas con 1 onza de queso bajo en grasa (alrededor de 5 gramos de grasa por porción de 1 onza). Esto aumenta el valor total a 463 calorías equilibradas.

A veces la adición de extras a tus Paquetes de Equilibrio Especiales puede ser un poco complicada, pero, obviamente, lo puedes hacer.

Las personas delgadas lo hacen de forma natural sin haber leído este libro, y tú también tienes toda la capacidad para hacerlo. Vamos a tratar esta noticia fantástica en el siguiente capítulo.

Mi consejo, por ahora, es que sólo acompañes tus tamales con agua hasta que te conviertas en un experto en el uso de estas combinaciones.

Paquete Equilibrio Especial 10

Tamales dulces con leche

2 onzas de tamal dulce
1 taza de leche con 1% de grasa

216 calorías

Es otra opción deliciosa; sólo recuerda de tomarte tu vaso de leche 1% cuando llegues a casa.

Paquete de Equilibrio Especial 11

Tostada de res o pollo con refresco

Una tostada de res o pollo
6 onzas de refresco o jugo de frutas

221 calorías

Vaya, el valor calórico es bastante manejable, por lo que podrías decidir comerte OTRA tostada sólo para alcanzar las 442 calorías, y es posible que tengas espacio para una tercera.

Ok, te acabas de comer tus dos tostadas y 12 onzas de refresco o jugo de frutas es una muy buena cantidad. Así que sólo tiene que ir a tientas antes de decidir agregar una tercera tostada, pues puedes quedar tan lleno que ya no te va a caber tu colación que sigue.

12 onzas de refresco o jugo de frutas tienen una gran cantidad de azúcares refinados o simples, pero tu cuerpo debe manejarlos con facilidad. Hemos estado trabajando precisamente para esto durante todo este tiempo. Simplemente no te pases con tus bebidas no tan saludables. Mantén la cabeza tranquila y mantén tus comidas Básicas y Paquetes siempre a la mano.

Es casi seguro que tu refresco preferido ya no va a tener el mismo sabor y te cansarás de él muy rápidamente, a menos que andes muy, muy sediento. Por lo tanto, mantén a raya tu sed con una gran cantidad de agua simple.

El placer obtenido al tomar tu bebida favorita seguramente se va a reducir considerablemente. Como has estado comiendo una dieta equilibrada y le has dado a tu cuerpo todo tipo de hidratos de carbono, tu anhelo o necesidad de azúcar va a ser mucho menor que antes.

Paquete Equilibrio Especial 12

Pozole de res, pollo o cerdo con tostadas, crema y refresco no dietético

2 tazas de pozole de carne de res, pollo o cerdo
Dos tostadas (fritas en aceite)
Una onza de crema agria
10 onzas de refresco o jugo de frutas

742 calorías

Si nunca has probado el pozole, ¡te has perdido de un platillo delicioso!

EL pozole es un plato mexicano preparado con diferentes especias, y se le puede llamar estilo Michoacán, estilo Jalisco o estilo Guerrero. Pero los ingredientes básicos son los mismos para todos ellos.

Por lo general, comes pozole con tortillas de maíz fritas, y agregas la crema agria al pozole o encima de las tostadas. Debes hacer eso para equilibrar el pozole ya que su contenido de grasa es bastante bajo. Y puesto que el contenido de hidratos de carbono también es bajo, debes agregar un refresco o jugo de frutas.

Toma en cuenta la cantidad de calorías de este Paquete de Equilibrio Especial. Tu mente puede no ser consciente de lo que significan 742 calorías, pero tu metabolismo sí. Debido a que no tendrás hambre durante algún tiempo, puedes quizás añadir una pequeña fruta con nueces como tu siguiente bocado.

Evita agregar "tentaciones" (comida extra como repostería) a este paquete, porque es probable que elimine tu apetito durante 6 a 8 horas.

Paquete de Equilibrio Especial 13

Mole con pollo, arroz, y 12 onzas de refresco o jugo de frutas

Un muslo de pollo
½ taza de arroz frito
1 taza de mole
Dos tortillas de maíz suaves de tamaño mediano
12 onzas de refresco o 12 onzas de jugo de frutas

764 calorías

El mole es una salsa utilizada en la cocina mexicana tradicional desde hace cientos de años. Cuenta con todo tipo de ingredientes para eliminar grasa, y me atrevería a decir que es la (mejor) contraparte latina del sushi japonés.

Puede que tengas que buscar un poco para encontrar un restaurante mexicano que sirve este platillo, pero vale la pena. Los restaurantes sirven el mole con pollo, arroz y tortillas de maíz; así que no tienes por qué traer estos ingredientes desde tu hogar. Ya están en el restaurante para que los disfrutes.

POSTRES

Paquete de Equilibrio Especial 14

Cualquier repostería más leche baja en grasa y queso americano (sin grasa)

1 rebanada de 60 gramos o 2 onzas de cualquier pastelería o repostería
½ taza de leche con 2% de grasa
1 rebanada de queso americano (sin grasa)

Calorías 278

Revisé todos los tipos de postres como el pastel de chocolate, strudel, tarta de manzana, pastel de calabaza, pastel de queso, pastel de nuez, rosquillas, así como todo tipo de otras delicias.

La repostería tiene una distribución nutricional similar, por lo que el equilibrio de todos ellos es factible con los mismos alimentos, aunque acepto que no es una opción muy práctica.

Tienes que incluir una rebanada extra de queso americano sin grasa, y es casi seguro que tu restaurante favorito no lo tenga en su menú. Por lo tanto, debes agregarlo al llegar a casa.

No es perfecto, ¡pero podemos tener nuestro pastel y comérnoslo también!

Entiendo que sólo dos onzas son una cantidad bastante pequeña, pero recuerda que puedes duplicar o triplicado una rebanada de tu pastel favorito siempre que acompañes cada rebanada con leche y queso.

Y si le has estado dando a tu cuerpo suficiente calorías por medio de paquetes de equilibrio, es muy poco probable que puedas comerte más de dos porciones de repostería.

TODO LO DEMÁS

Si vives en Nueva York o Los Ángeles, probablemente pienses que esta es la dieta más maravillosa que hayas seguido. ¡Puedes comer tantos alimentos diferentes disponibles para ti!

Elegí los platos más populares de Japón en américa, restaurantes de comida americana y comida mexicana. Pero cada una de estas cocinas tiene una enorme lista de platillos diferentes. ¿Y adivina qué? ¡Ni siquiera los incluí!

Tampoco hemos tocado los alimentos procedentes de China, India, Grecia, Italia, Francia, España, Vietnam, Perú y de muchos otros países.

La lista previa es interesante, pero en verdad, sólo estamos arañando la superficie de una variedad enorme de comidas que podemos incluir en nuestra vida diaria.

Ok, antes de continuar, vamos a poner en claro algunas cosas:

La realidad es que nuestra lista de alimentos que ingerimos en un mes es bastante frugal. Las investigaciones demuestran que no rebasamos 20 alimentos diferentes al mes, y este incluso es un tramo exagerado para muchos. Por ejemplo, no comemos ciervos, bisontes, lagartos e insectos, además de pato, pollo, pescado y carne de res todos los días de la semana.

Así que, la inmensa variedad es sólo una idea que no refleja la forma en que realmente comemos.

Preferimos lo que comimos durante la infancia: dudo seriamente que se te va a hacer agua la boca al pensar en grasa de ballena y no creo que un Inuit matará por un papadzul (un plato tradicional del Sudeste de México).

Aquí hay otra cosa: puedes ser muy creativo y cocinar todo tipo de platos con los ingredientes que ya tienes.

Aun así, ¿qué hacemos con tantos platillos deliciosos que quizás no sean tan saludables y que quedaron fuera de la lista previa? ¿Cómo resolver este problema?

¿Debo crear una lista de alimentos combinados de manera que siempre tendrás una comida equilibrada? Eso nos daría un libro demasiado grande.

Tal vez debería crear una APP donde puedes escribir la receta secreta de lasaña de tu abuela, y el programa te indica lo que tienes que añadir en forma automática para convertir esa deliciosa lasaña en una comida equilibrada.

O quizás debería haber una línea telefónica donde puedes marcar y explicar lo que quieres comer para que una persona en el otro lado te ayude a elegir qué añadir para que sea una comida equilibrada.

Eso es lo que hice con una famosa estrella de cine, no porque tuviera todo el tiempo del mundo para hacerlo, sino porque quería saber si funcionaba, ¡Y SÍ FUNCIONÓ!

Ella acababa de perder a su marido, estaba pasando por un período de luto, y al mismo tiempo tuvo que continuar con una obra teatral que no tomó en cuenta la muerte de su marido. Ella dejó de comer, y yo sabía qué si esto continuaba, perderíamos todo el trabajo hecho juntos previamente.

Dado que lo único que quería era alimentos altos en calorías (algo normal durante el luto), le dije que me llamara por teléfono y me dijera lo que estaba dispuesta a comer. ¡Fue un final feliz para los dos! Ella salió del luto tan hermosa como siempre, y me salvó de ser llamado un mal nutriólogo por dejar una estrella de cine importante o anoréxica u obesa.

Bueno, no tenemos un APP o una línea telefónica en este momento, y afortunadamente, ¡no tenemos que hacerlo! Y he aquí por qué:

Podemos añadir platos desastrosos a nuestro menú y mantenernos delgados. Me explico:

En primer lugar, hay que recordar que nuestro cuerpo es un organismo fabuloso de supervivencia programado para identificar la distribución de nutrimentos y decidir entre almacenarlos o eliminarlos como calor.

Ya hemos mencionado cómo la gente delgada ajusta sus patrones de alimentación consumiendo diferentes cantidades de alimentos y generando una comida equilibrada en un periodo de 36 a 48 horas.

Pues bien, nuestro cuerpo considera lo que comemos durante una semana entera, y si está equilibrado, ¡elimina la grasa en lugar de almacenarla!

Veo esto en la práctica clínica, y es lo que uso cuando la gente se va de vacaciones, pues tienen la obligación de comer lo que se les antoje, y regresan de sus vacaciones con el mismo peso y volumen, o incluso pierden algo.

Cuando empecé a tratar personas con obesidad, les daba una dieta de 1.000 calorías antes de que salieran de vacaciones, con lo que ganaban enormes cantidades de peso y volumen aun cuando trataban de seguir su dieta estricta durante las vacaciones. Aún no se habían realizado las publicaciones sobre la eficiencia metabólica, la zona fantasma, etc. Yo sin saberlo, estaba participando para hacerlos aún más gordos.

Ahora aumento las calorías lo más que puedo antes de que salgan de vacaciones, les indico que coman lo que quieran cada dos o tres horas, y regresan igual o incluso más delgados.

Debes estar comiendo por lo menos 1.350 calorías por día antes de salir de vacaciones, y mientras más, mejor. Si estás comiendo 2.000 calorías equilibradas una semana antes de las vacaciones, es casi imposible que acumules exceso de grasa corporal durante tus vacaciones SIEMPRE QUE COMAS LO QUE QUIERAS CADA DOS A TRES HORAS.

Yo llamo a este fenómeno el efecto de la ola del mar: cuando una ola se acerca a la playa y se topa con resistencia, ya sea arena o rocas, continúa avanzando por toda la energía que la está empujando.

Algo similar sucede con las personas que dejan mis dietas durante una semana e incluso durante dos o tres semanas. Mantienen su volumen o, incluso, pierden un poco de grasa aun comiendo todo lo que quieran.

¿No es fantástico?

Has estado utilizando un programa que te protege de ganar exceso de grasa INCLUSO CUANDO LO DEJAS POR UN PERIODO CORTO.

Yo creo que nuestros cuerpos toman decisiones sobre acumular grasa o perderla dependiendo de lo que ha sucedido durante todo un mes.

Si has comido en forma equilibrada durante cuatro semanas y has reducido la eficiencia metabólica (starvation mode), ¡puedes comer lo que desees durante una semana ¡sin acumular exceso de grasa!

Obviamente, puede haber otras razones en juego, y tal vez una de ellas sea que a pesar de que estás comiendo lo que quieras, lo estás haciendo como un delgado natural, es decir, estás equilibrando espontáneamente todo lo que comes.

Cualquiera que sea la causa, ¡sigues recibiendo un pase libre!

También sucede si se añade algún plato desastroso al final de sólo dos semanas de una dieta equilibrada.

Por lo tanto, si estás leyendo esto y ya has mantenido tu dieta durante dos semanas enteras, puedes añadir una comida extra en cualquiera de las siguientes dos maneras:

El primero es comer lo que quieras durante todo un día, pero debes seguir comiendo algo cada dos o tres horas.

Otra opción es elegir dos platillos para comer de una manera libre durante la semana. Esta es la opción preferida por la mayoría de mis pacientes.

Si fuiste disciplinado con tu régimen de alimentación durante por lo menos dos semanas, puedes comer lo que desees en dos ocasiones, ya sea desayuno, almuerzo o cena, y vas a seguir perdiendo exceso de grasa corporal.

Puedes ir a una fiesta, a la casa de un amigo, o a un restaurante y comer lo que quieras y aun así perder volumen.

¿No es esto simplemente hermoso?

Esta habilidad del cuerpo para tomar en cuenta lo que comiste durante una semana se encarga de cientos e incluso miles de platillos. No tenemos que equilibrar todos, ya que se equilibran solos.

Bueno, esto no es del todo exacto. Me explico:

(Una palabra de precaución, es posible que la siguiente explicación te parezca complicada, pero no es necesario qué la entiendas mientras sigas las reglas).

Digamos que estás logrando 2.000 calorías equilibrados durante siete días consecutivos. Esto significa que estás comiendo un total de 14.000 calorías equilibradas durante una semana.

Así que decides añadir un plato desastroso como huevos Benedicto, o huevos con croquetas de papa, tocino, y dos panqueques (hotcakes). ¡Que rico!

No tienes idea de lo desastrosos que son estos alimentos desbalanceados, y ni siquiera he tocado el porcentaje de grasas saturadas y el contenido total de sal. Créeme, es malo.

Cuando agregas DOS desayunos con 24 onzas de jugo de naranja a un software de nutrición, el promedio que obtienes es un 32% de grasa total, 8% de grasa saturada, 52% total de hidratos de carbono y 16% total de proteína

Corresponde a una dieta equilibrada y es, por tanto, ¡un resultado fabuloso!

Puedes hacerlo tú mismo si no me crees: descarga el software de nutrición, captura 14.000 calorías equilibradas y luego añade dos comidas desastrosas más 24 onzas de jugo de frutas (12 para cada plato catastrófico). Descubrirás que estas 16.000 calorías siguen estando equilibradas.

Y puesto que estos porcentajes caen dentro de lo que el cuerpo considera una dieta equilibrada, elimina el exceso de grasa que comiste, así como cualquier exceso de grasa de tu cuerpo.

Hay algunas advertencias a esta situación, y una de ellas es que mientras comas más calorías, perderás exceso de grasa con más lentitud, pero de todas maneras la vas a estar perdiendo.

Hay otra cuestión: si aumentas más de 1.000 calorías desequilibradas a tu ingesta diaria de 2.000 calorías, está haciendo las cosas bastante mal. Es el momento perfecto para volver a la mesa de dibujo y comprobar exactamente lo que pasó durante tu semana supuestamente "sana".

Una persona que está cubriendo sus necesidades diarias de una manera equilibrada sobre una base regular no puede agregar 1.000 calorías a su menú diario; simplemente no puede.

Esto sólo puede ocurrir si has estado restringiendo tu ingesta de calorías durante mínimo una semana, o si no has estado equilibrando tu dieta.

Digamos que estás comiendo 2.000 calorías equilibradas por día, pero tu cuerpo necesita 3000: Esto significa que estás teniendo un déficit de 1.000 calorías por día, y si esto sucede, puedes agregar fácilmente un extra de 2.000 calorías en el fin de semana.

Ok, así que te atragantaste el fin de semana. ¿Qué haces? Vas a AUMENTAR el número de paquetes de equilibrio durante la semana siguiente, pues has estado comiendo menos de lo que tu cuerpo necesita.

La comida adicional que la gente agrega los fines de semana es mi forma de saber si tengo que añadir más calorías a un plan: si mis pacientes me indican que comieron menos de lo usual de su comida libre favorita, entonces entiendo que les estoy dando las calorías que requieren.

Pero si me dicen que comieron desastrosamente, entonces aumento las calorías de su menú. Ya que van a jurar que no pueden comer más, les añado licuados.

¡La mente humana es una máquina tan compleja!

Si no lo captaste, lo voy a repetir: si en algún momento de la semana presentas un deseo incontrolable de tragar y lo haces, la solución no es comer menos, ¡ES COMER MÁS!

Por lo tanto, esto es lo que debes hacer:

Considera que tus dos comidas libres del fin de semana son un termómetro que te avisa sobre lo bien que has cubierto tus necesidades.

Si observas que tu hambre desaparece incluso antes de haber terminado tu comida libre, todo va bien: lo que estás comiendo durante la semana es suficiente para cubrir tus calorías básicas (sí, así las llamo, calorías básicas).

Por si acaso, no te obligues a comer todo lo que está en el plato cuando ya no tengas hambre. Piense en lo siguiente: ya pagaste por tu plato. Por lo tanto, si continúas comiendo más allá de lo que satisface tu hambre, pagaste por engordar. Si lo dejas en el plato, pagaste por adelgazar.

La clave está en la moderación: no vas a agregar una comida gratis para recompensarte por ser un niño tan bueno durante la semana. ¡Eso es ridículo!

Estás añadiendo comidas desequilibradas para aprenden a moderarlas, y esta es la clave para la pérdida de permanente de peso. Este libro se encarga de equilibrar tu semana. Ahora te toca a ti agregar comidas desequilibradas de tal forma que no dañen tu cuerpo.

A decir verdad, no se puede afirmar con honestidad que la raza humana "necesita" de galletas de chocolate para sobrevivir. Realmente no se puede.

Por lo tanto, deberes de moderar esos alimentos que no necesitas para la supervivencia. No los elimines, ellos no son tus enemigos. Tu enemigo es exagerar la ingesta de alimentos que sabes no son necesarios.

Si comes tu alimento libre con voracidad, tienes la siguiente semana para incrementar tus calorías diarias. Esta es la forma más sensata de controlar tu apetito voraz.

El termómetro del alimento libre no puede utilizarse para sentirse culpable por comer en exceso. ¡Esto es ridículo!

El termómetro del alimento libre te permite saber si comiste lo suficiente o menos de lo necesario durante la semana previa.

¿Por qué sucede esto cuando estás tratando de ser un buen chico?

Hay muchas razones, y el miedo de los alimentos es sólo una de ellas. Tal vez la fibra en tu dieta te causó distensión abdominal, o quizá tienes un desbalance intestinal de bacterias, o tuviste una semana estresante que disminuyo tu apetito, o simplemente no pudiste comer debido a que un miembro de la familia terminó hospitalizado, o estás triste porque perdiste una relación amorosa.

El apetito reacciona a tantas señales externas que es increíble que no exista más gente con problemas de sobrepeso.

Así que no te castigues por pasarte de la raya en tu día gratis, ya que tienes una semana totalmente nueva para hacer las cosas bien. Nuestro cuerpo es muy indulgente, y no hay nada que puedas hacer con los alimentos para dañarte que no puedas revertir con una dieta equilibrada.

Esta es una manera muy simple para aumentar el consumo de calorías:

¿Recuerde que los licuados de la Semana 1, es decir, los Licuados Equilibrados 1 al 3?

Añade mínimo uno por día, y si es necesario, los que sean para llegar al fin de semana saciado y comer "tu regalo" sin volverte loco.

Y ahora, ...

¡Vas a leer mi capítulo favorito de este libro, y es el capítulo sobre los antojos!

LOS ANTOJOS

Este libro no estaría completo sin una sección sobre los antojos.

Este nuevo capítulo puede ser confuso para algunas personas, pero recuerda que, si no captas toda la información, la solución es simple, sólo tienes que seguir las instrucciones. ¿Ok?

Reconocer y honrar a tus antojos es la única manera en que puedes escaparte de la prisión de las dietas.

Si no pierdes peso al comer todo lo que anhelas, está haciendo algo mal, porque cuando estás honrando a tus antojos, perderás peso.

Me explico:

En primer lugar, los antojos son eventos biológicos cruciales.

Incluso cuando las señales emocionales y mentales influyen en los antojos, nunca hay que descartarlos como meramente secundarios a una respuesta emocional. Si cometes este grave error, ¡te estás metiendo a la cárcel para perder las llaves de la cerradura!

Los antojos tienen enormes bases biológicas:

Nuestro cuerpo necesita diferentes tipos de nutrimentos, y es la razón fundamental para identificar el deseo de comerlos. Piensa en ello; no sentimos el deseo de comer una camisa de poliéster, no importa lo hambriento que estemos.

El cuerpo interpreta la necesidad biológica de un elemento, y cuando identificamos este impulso con precisión, proporcionamos a nuestro cuerpo exactamente los necesario en la cantidad precisa.

Cuando nuestro cuerpo se queda sin azúcar, percibimos un deseo de comer algo dulce.

Cuando nuestro cuerpo necesita grasas, vamos a desear algo deliciosamente lleno de grasa.

Cuando nuestro cuerpo anda bajo en proteínas, pide proteína y ¡no azúcar!

Cuando identificamos y cubrimos estas necesidades biológicas, nuestro cuerpo nos recompensa con la liberación de endorfinas y esto, a su vez, nos llena de placer.

Yo llamo a esto un acto de amor: cuando prestamos atención a nuestro cuerpo y le damos lo que necesita, él a su vez, nos recompensa con una intensa sensación de bienestar y gozo.

Pero si le damos a nuestro cuerpo algo que no necesita - o, por el contrario, retenemos lo que necesita - es imposible obtener esa gratificación o placer.

Si nuestro cuerpo requiere de azúcares y grasas, y comemos una pieza de repostería, encontramos un gran placer al comerlo.

Pero si, por el contrario, estamos extremadamente sedientos y comemos un postre, no estaremos satisfechos hasta tomar el agua que necesitamos. ¡Podríamos incluso hasta irritarnos por no recibir agua!

Una rebanada de postre ingerida en el momento equivocado puede generar una sensación muy desagradable. Si no recuerdas lo que se siente al comer algo que no necesita tu cuerpo, es porque has estado hambreado durante demasiado tiempo. Una vez que hayas desactivado la eficiencia metabólica (starvation mode), te estarás diciendo a ti mismo con frecuencia "Uff, realmente no quería eso."

El número de calorías que comemos, así como el tipo de calorías que comemos, se regula con una precisión tan espectacular, que es casi imposible ganar peso si no caemos en eficiencia metabólica.

¿Qué tan buenos somos en darle a nuestro cuerpo lo que requiere? Somos increíblemente capaces, pero sólo hasta los 6 años de edad. Los niños comen comidas perfectamente equilibradas sin tener conocimiento previo de lo que es una dieta equilibrada o lo que se supone que debe ser.

Ahora, la historia cambia después de los seis años, y empezamos a comer lo que SE ESPERA que debemos comer, y por lo tanto no lo que queremos y necesitamos comer.

La mayoría de los niños mayores de seis años pierden su capacidad espontánea para equilibrar una dieta. Y esa capacidad perdida continuará hasta la edad adulta.

Necesitas reactivar tu capacidad innata para identificar los antojos, para que la próxima vez que decidas comer algo especial, ¡generes una dieta equilibrada!

¿Qué tan difícil es restaurar esta capacidad? No debe ser tan difícil, pero tienes que tirar a la basura todas tus ideas previas acerca de lo que es una dieta equilibrada "sana".

También lo llaman "comer en conciencia", y funciona bastante bien. Puedes buscarlo en internet bajo "conscious eating" o "mindful eating", pero no te dejes llevar comprando cintas, DVD´s, o aplicando auto hipnosis, etc.

Todo lo que necesitas es restaurar algo que ya es tuyo, pero le tienes tanto miedo a tu cuerpo, que lo ignoras.

¿No es ridículo, tenerle miedo a tu propio cuerpo?

Y la triste verdad es que este miedo proviene de información fragmentada y mal fundada o incluso totalmente errónea.

Enfocarte sólo en el peso corporal está mal, decidir lo que vas a comer en función de lo que le sucede con tu peso está mal, las dietas severas están mal, el miedo a la comida está mal, sentirte culpable por comer está mal, ¡uf!

Y mi pregunta no es POR QUE sucede todo esto; la pregunta es ¿chicos, en donde van a trazar la línea? ¿Hasta cuándo van a seguir perdidos?

Para ayudar a la gente identificar sus antojos con más precisión, he dividido los antojos en tres tipos y regiones diferentes. Cada uno tiene una función especial. Son los siguientes:

Antojos mentales:

Los antojos mentales se relacionan con nuestro estilo de vida actual, así como nuestra educación previa. Las normas sociales se moldean por encima de las necesidades biológicas. Por ejemplo, sería difícil para un niño estadounidense tener ansias de leche de yak, pero los niños del Himalaya que crecen ahí ciertamente la encontrarán completamente apetecible.

Los antojos mentales no se fundamentan en hechos biológicos reales, aunque lo pueden ser.

Digamos que están viendo el Super Tazón, y surge un comercial sobre hamburguesas. No te hacía falta ni necesitabas una hamburguesa, y no tienes una delante de ti, pero cuando el anuncio se enciende, ¡de repente te atrae tanto que se te hace agua la boca!

Es tan común que incluso hacemos broma al respecto: acerca de cómo nos estamos preparando para comer un postre en la fiesta de cumpleaños, para disfrutar de panqueques en tu restaurante favorito, a comer un poco de guacamole viendo el Super Tazón, etc.

A mí me pasó precisamente al estar escribiendo este capítulo: al tratar de encontrar la manera de explicar los antojos, ¡se me despertó el deseo de unos huevos Benedicto!

Yo fui una víctima de mi propia mente. ¿Y qué crees que hice aquella mañana? ¿Me los comí o los evité? Lo sabrás en un minuto.

Me atrevo a decir que el 100% de las personas en dietas tradicionales serán presas de los antojos mentales. Los antojos mentales pueden destruir incluso el programa de pérdida de peso mejor planificado.

Así que, ¿qué hacemos con las ansias mentales? ¿Las ignoramos? ¿Nos entregamos a ellas?

Aquí está el dilema: un deseo mental puede ser el reflejo de una necesidad biológica.

Y si realmente es una necesidad natural, vas a eliminar exceso de grasa corporal CUANDO LO COMAS. ¿Por qué? Debido a que estás cubriendo una necesidad biológica, equilibrando tu dieta y apagando la eficiencia metabólica (starvation mode).

Si NO TE LO COMES, esto puede dar lugar a una dieta mal equilibrada, la activación de la eficiencia metabólica (starvation mode), y el consecuente acumulo de exceso de grasa corporal.

Ahora, si te entregas a tu antojo mental y comes algo que tu cuerpo no necesitaba, estás generando una dieta desequilibrada con el consecuente acumulo de grasa corporal.

¡Qué lío!

No podemos ignorarlo, y no podemos disfrutarlo.

¿Qué hacemos?

¡Llamamos a la caballería!

124

Cuando aparece un antojo mental, nuestro siguiente paso es preguntar a otras dos regiones de nuestro cuerpo si este deseo se debe a una necesidad básica o no. Estas áreas son los labios y el abdomen superior.

He separado los antojos en dos categorías: la primera es el antojo de agua e hidratos de carbono y la segunda es la necesidad de proteínas y grasas.

El agua y los hidratos de carbono se van a determinar por lo que te comuniquen tus labios.

Las proteínas y grasas serán determinadas por lo que indique tu abdomen superior.

Si tus labios o tu abdomen superior confirman que tu cuerpo realmente necesita algo, ¡entonces cómetelo!

Volviendo a mí antojo de huevos Benedicto, lo primero que pregunté a mi abdomen superior fue si quería esos huevos. Dado que mi cuerpo dijo que SI a los huevos estilo Benedicto, ¡comí lo que mi mente me pidió!

Vamos a ver cómo funciona esto:

Antojos de Labios

Toca tus labios con la punta de los dedos, y pregúntales si quieren agua o no. Si tienes una necesidad de agua, tus labios enviarán la señal de sed. Te dirán de inmediato que tienes que ir a tomarla.

¿Sientes sed en este momento que te tocaste tus labios? ¡Pues deja de leer el libro y bebe un vaso de agua! Y si no te tocaste los labios, ¿qué estás esperando?

¿Por qué será que más del 80% de los adultos tienen deshidratación crónica? Es porque dejaron de prestarle atención a sus señales biológicas.

Los labios también te indican la cantidad de agua que necesitas beber: cuando te hayas rehidratado, la sensación de sed en los labios desaparecerá.

Tus labios anhelan agua porque el cuerpo lo requiere, y se puede identificar un deseo de agua simple, fruta fresca, un refresco, hielo picado, o café con o sin azúcar.

Esto significa que tus labios también pueden identificar tus necesidades de hidratos de carbono e incluso el tipo de hidratos de carbono requerido por tu cuerpo.

Existen muchos tipos de hidratos de carbono en la naturaleza y cada uno de ellos tiene una acción especial dentro del cuerpo. Puede que no sepamos conscientemente la diferencia entre estos hidratos de carbono, pero nuestro cuerpo definitivamente sí.

Cuando nuestro cuerpo necesita los hidratos de carbono que contiene un plátano, lo va a anhelar.

Inténtalo. Pregúntale a tus labios si anhelan azúcar y si tus labios dicen que SI, pregúntales qué tipo de fruta se les antojan. ¡La respuesta es excelente! A veces te pueden incluso decir: "! No, no queremos fruta, ¡queremos miel!"

¡Hmmm! En estos momentos que estoy escribiendo, mis labios me acaban de decir ¡que desean una mandarina!

¡Y, por supuesto que acabo de dejar de escribir para comerme una!

No le pidas a tus labios identificar antojos de proteínas y grasas.

Si deseas saber si necesitas comer una tarta de chocolate o pollo frito, o una tarta de manzana, pregúntale a la parte superior de tu abdomen.

Antojos del abdomen superior:

Para identificar tus antojos con precisión, debes seguir seis reglas:

Uno: ¡Di hola!

Lleva tu mano izquierda a la región que está justo debajo del esternón, es decir, la parte superior del abdomen, y dile "Hola" a tu cuerpo.

Dos: Usa palabras dulces.

Habla con tu estómago con ternura y amor, como si estuvieras hablando con un niño pequeño y maravilloso. Usa palabras afectuosas, y sentirás su respuesta. ¡Puede ser que incluso aparezca una sonrisa en tu cara! Sólo ten cuidado de evitar las palabras duras o insultantes, ya que estás, de hecho, hablando con una hermosa parte de ti mismo.

Tres: Ten paciencia.

Si recibes una respuesta inmediata, es tu mente la que te está hablando, y la deberás de ignorar. El estómago necesita mínimo un minuto para decidirse, así que espera con paciencia y en silencio, y si tu cuerpo necesita algo, seguramente te lo hará saber a través de un antojo.

Cuatro: Los antojos tienen un nombre y apellido.

Nadie anhela un "hidrato de carbono" o una "proteína vegetal." Los antojos identifican nutrimentos específicos con una alta precisión. Esto es fácil, ya que los antojos bien definidos tienen tanto nombre como apellido.

Por ejemplo, pollo frito, tacos de salmón, pastel de chocolate, galletas Oreo, etc.

Una vez que tu estómago identifica un deseo, pídele que le dé un nombre y apellido: querer cualquier galleta no es un antojo, pero sí lo son las galletas de chocolate. También lo son las galletas de avena, galletas Oreo, etc.

Si "anhelas" cualquier galleta, no es un antojo; es hambre. Las necesidades específicas no aparecen cuando tienes hambre. Hambre y antojo son dos eventos completamente diferentes. El hambre no es específica; causa dolor o malestar y se acompaña con irritación e incluso con ira.

Los antojos son exactos, la expectativa de comerlos trae placer en lugar de dolor, y las necesidades vienen con un sentido de excitación en lugar de la irritación o de ira.

Si tiene un nombre y apellido, es un antojo. Si no tiene nombre y apellido, es hambre.

Cinco: Los antojos no se pueden sobornar.

Una vez que hayas identificado tus necesidades y conoces su nombre y apellido (por ejemplo, helado de chocolate), trata de sobornar a tu cuerpo con alternativas similares al antojo. Por ejemplo, si tu cuerpo dice helado de fresa, trata de tentarlo con helado de chocolate, vainilla o con un sándwich de helado para identificar realmente el deseo.

Si identificaste tu antojo, el estómago va a insistir solamente en ese antojo. Si todavía no determinaste lo que quieres con exactitud, comienza el proceso de nuevo para definir lo que tu cuerpo te está pidiendo.

Ok, tu cuerpo te dice que podría disfrutar de sorbete de limón o helado de chocolate. El siguiente paso es pedirle que decida cuál quiere más. Una vez que tu cuerpo decide, te darás cuenta de que no lo puedes cambiar, no importa que sabroso plato le ofrezcas, y no importa cuánto insistas.

Esta capacidad de definir antojos es tan impresionante que tu cuerpo incluso te dice la cantidad exacta del antojo. Dependiendo de tu diálogo interno, es posible "ver" la cantidad exacta en tu plato, mientras que otros pueden "escuchar" que porción necesitan y otros "sentir" la cantidad a comer.

Seis: ¡Pruébalo!

La prueba final se obtienes cuando te llevas esa comida a la boca. Si tienes una sensación definida de placer, es porque escuchaste a tu cuerpo y le diste exactamente lo que necesitaba para funcionar adecuadamente.

Pero si no disfrutas de esa comida, no continúes comiéndola, aunque ya hayas pagado por tu antojo. Considera que estás pagando por adelgazar.

Ok, así que un platillo no incluido en este libro viene a tocar a tu puerta. Comprueba primero que son los labios o el estómago y no un deseo mental.

Una vez que hayas aprendido a identificar tus deseos con precisión, habrás ganado la mitad de la batalla.

Una palabra de precaución: muchas cosas pueden obstaculizar tu capacidad para identificar los antojos.

El más grande es la malnutrición/desnutrición. Por lo tanto, antes de ir a determinar y cumplir con los antojos, por favor utiliza primero por lo menos dos semanas de una dieta equilibrada (la de este libro).

Los antojos también son difíciles de identificar por fatiga física y mental, falta de sueño, deshidratación, estrés agudo y crónico, así como las emociones intensas como el miedo, la ira, los celos, el desprecio, la exasperación, y muchas, muchas otras emociones. Incluso el amor y el placer entran en esta lista.

Si estás pasando por un intenso momento de la vida, has caso omiso de tus antojos y come suficientes alimentos balanceados para evitar la eficiencia metabólica (starvation mode).

Pero la razón más común para no identificar con claridad tus antojos es que has olvidado esta capacidad. Si hay una cosa que las dietas tradicionales hacen, es prohibir antojos.

En tu intento de salir de un hoyo profundo, te has hundido aún más. Va a tomar tiempo recuperar esa capacidad, quizás incluso meses, pero si trabajas duro en ello, tarde o temprano recuperarás esta capacidad innata.

La segunda razón más común para no identificar tus antojos es la deshidratación. Hacia el final de una comida, a veces sentirás que el estómago está satisfecho, pero los labios no. Si esto te sucede, toma un vaso de agua y espera. En uno 90% de los casos, tu antojo en los labios va a desaparecer. ¿Por qué? Porque era sed y no hambre.

A veces sabes que deseas comer algo, pero te cuesta trabajo identificarlo. Bebe un vaso de agua, aunque no tengas sed y esto te ayudará a identificar tu antojo.

Si el agua no te ayuda, pregunta a tu estómago si quiere algo salado o dulce.

Si tu estómago dice que quiere algo dulce, ofrécele algo que tenga proteínas y grasas tales como un pastel o una galleta. Has lo mismo si desea algo salado. Ofrécele a tu cuerpo una hamburguesa, pizza, pollo o mariscos, etc.

Lo más alejado que estés de la eficiencia metabólica y el miedo de los alimentos, lo más fácil que será identificar tus antojos. Pero tienes que practicar y practicar y practicar.

NAVEGANDO AGUAS TURBULENTAS

El acumulo de exceso de grasa corporal es uno de los fenómenos más complejos en la naturaleza. No es de extrañar que muchas personas se sientan como si navegaran por aguas turbulentas en un barco sin timón a merced del viento y la marea.

Y si la complejidad de este evento no fuera suficiente, hay miles de páginas de información contradictoria y confusa.

¿Debo reducir el consumo de azúcar, restringir la ingesta de grasas, o ambos? ¿Debo comer sólo frutas en la mañana? ¿Puedo comer azúcares refinados? ¿Qué combinaciones de alimentos son los mejores, los recomendados por el Dr. Sears, o por la AHA, o la dieta asiática, o la dieta mediterránea?

Este tema confuso debería ser bastante fácil de resolver: si un libro recomienda comer menos, estás condenado al fracaso.

Luego está la segunda parte del rompecabezas: lees un libro que dice que comer menos no va a resolver el problema del sobrepeso, que necesitas comer más para perder peso, y luego te da una dieta restringida.

Este escollo es un poco más difícil de evitar ya que te la teoría convence, pero al final, el consejo se reduce a la restricción de alimentos.

Incluso yo caí en esta trampa al leer un libro de dieta conocido internacionalmente, pero cuando analicé el programa recomendado con un software de la nutrición, resultó ser otra dieta restringida en calorías.

No tienes que comprar un software de nutrición para analizar todas las dietas que leíste (aunque sí lo puedes hacer). Sólo tienes que revisar si hay un capítulo sobre los antojos. Si no existe, simplemente no han avanzado lo suficientemente lejos en su búsqueda de una solución permanente de pérdida de peso.

Y ni siquiera consideres la idea de qué con sólo leer este libro, estás fuera de peligro, porque no lo estás. Todavía te enfrentarás a muchos desafíos y el primero de ellos será tu lucha contra tu diálogo interno.

Acerca de esto, me gustaría señalar algo que me parece muy interesante. En primer lugar, casi todo el mundo se queja amargamente de lo lento de mi programa. Sin embargo, cuando les pido que lo comparen con otros programas, reconocen que es el más lógico y fantástico que han probado en sus vidas.

¿Cómo puede algo ser fabuloso y frustrante al mismo tiempo?

Creo que es porque utilizamos diferentes criterios para medir los eventos que afectan nuestras vidas.

Uno es el lógico; el otro (el que generalmente gana) es el emocional.

Desde un punto de vista lógico, podemos entender que este método es un enfoque racional, y tal vez la única elección que vale la pena usar. Desde un punto de vista emocional, encontramos que es triste (o frustrante, o exasperante, o lo que sea) bajar de peso tan lentamente.

¿Qué debes hacer cuando el fuerte viento y las olas afectan tu viaje?

Para ayudarte a mantener el rumbo y hacer tu travesía más fácil, te voy a mostrar una rutina que puede mantenerte en el camino apropiado.

El espejo

Necesitarás de un cuerpo desnudo (¡el tuyo!), un espejo de cuerpo entero y 3 minutos de tu mañana. Una vez que tengas los tres, necesitas hacer un inventario detallado de tu cuerpo:

Cabello: Asegúrate de que tu cabello mantenga, o recupere un brillo natural, una textura sedosa y un buen volumen.

Las líneas de expresión: ¿Parece que tu cara muy pronto va a necesitar Botox? Presta mucha atención a las líneas de expresión alrededor de los ojos y labios. Aquí están las buenas noticias: el programa, por lo general, te hace ver diez años más joven. Es decir, ¡reduce las arrugas!

Las mejillas y la mandíbula inferior: Si tienes mejillas abultadas y una "papada", deberías notar que ambos desaparecen poco a poco sin dejar flacidez de la piel.

Cuello: Asegúrate que la piel de tu cuello no empiece a arrugarse o que se hunda: no quieres un cuello de guajolote.

Brazos: Sostenlos hacia los lados, y comprueba si la piel se cuelga o no. Algunas personas incluso llaman a esta flacidez "alas de murciélago".

Senos: Esto es para las mujeres; obsérvate de pie delante del espejo con los hombros hacia atrás lo más que puedas. Identifica a dónde están apuntando tus pezones. Deben ser simétricos y apuntar hacia enfrente. Si no lo están, revísalos diario para asegurarte de que no se caigan más. También debes palparte los senos y confirmar que no están perdiendo firmeza. Si ya están flácidos, el programa te ayudar a obtener senos firmes y de aspecto juvenil.

Abdomen: Asegúrate de que tu estómago no se comience a colgar, y si ya está colgado, que no lo haga más. Si te observas de lado, te resultará más fácil identificar lo que está sucediendo con la parte inferior de tu abdomen.

Caderas y nalgas: ¿Tienes un trasero firme y tonificado, de los que causan envidia? Si no es así, es por dietas severas, y no por malos genes o edad. Tus glúteos no deben perder firmeza, y si ya se están colgando, deberán volverse firmes y tonificados.

Muslos: ¿Tienes las piernas delgadas, o tienen exceso de grasa? En cualquiera de los dos casos, deben desaparecer para dejar unas piernas atractivas.

Pantorrillas: Esta debe ser la última parte de tu cuerpo en reducirse. Tal vez odies tus pantorrillas gruesas en este momento, pero la verdad no te conviene que reduzcan de volumen, ya que puede significar que estás perdiendo músculo, y que te estás programando para recuperar lo perdido.

Piel: Debe seguir siendo suave y brillante.

Esta rutina puede ayudarte a reducir las emociones negativas asociadas a la pérdida lenta de peso. Espero que obtener un cuerpo más hermoso te brinde más placer que una pérdida de peso rápida. Ahora, si tu cuerpo se ve mejor y a pesar de esto eres infeliz e impaciente con él, tal vez es hora de buscar apoyo emocional.

A decir verdad, es muy rara la necesidad de una pérdida rápida de peso, a menos que tengas impedimentos físicos graves causados por el exceso de peso.

La necesidad de perder peso rápidamente se encuentra más relacionada con la falta de autoestima, y un cuerpo hermoso rara vez es suficiente para aumentar la autoestima. No pierdas tu energía y tiempo de esa manera. Busca otras formas de aumentar tu autoestima que si funcionan.

Ahora bien, es totalmente posible que el primer par de veces puedas ser impactado y sorprendido por lo que ves en el espejo. Algunas personas incluso reconocen que derraman lágrimas.

Pero piénsalo, si te sorprende lo que ves en el espejo, tu cuerpo estaba de esa manera el día de ayer.

Aunque encuentres tu cuerpo poco atractivo, revisa aquellas partes que NO QUIERES PERDER o tal vez deseas cambiar para verte mejor. Movilizar el exceso de grasa corporal no puede ser sólo para perder algo; debes ser ambicioso y tratar de OBTENER algo, es decir, un cuerpo hermoso.

Siempre les digo a mis clientes en su primera visita que estaremos moldeando su cuerpo, y me dan una mirada en blanco. Después de un par de semanas, cuando empiezan a notar las curvas y el tono, captan el beneficio de perder el exceso de grasa corporal por comer más y no menos.

Nuestro objetivo es revertir la eficiencia metabólica (starvation mode) y recuperar u obtener la belleza del cuerpo qué Dios nos dio. No es para bajar de peso tan rápidamente como sea posible.

Este programa o, de hecho, cualquier programa, es inútil si en lugar o revertir la eficiencia metabólica (starvation mode), la empeora. Y no importa qué programa utilices, estás siempre en riesgo de comer menos de lo necesario.

Déjate guiar por tu figura en la mejor dirección posible. Si utilizas la rutina que he descrito, vas a obtener estos beneficios:

En primer lugar, te ayudará a mantenerte enfocado en tu plan durante todo el día, dándote una mayor disciplina y resultados más rápidos.

En segundo lugar, te ayudará a aceptar tu cuerpo. Aunque parezca increíble, la mayoría de la gente ignora su cuerpo, y el espejo les ayuda a reconocer lo que es y lo que debes resolver.

En tercer lugar, te hará saber que estás comiendo muy poco. Si identificas los cambios negativos, tales como unos senos más flácidos, sabrás con certeza que es el momento para añadir más Paquetes de Equilibrio.

Por último, hacia el final del programa, cuando has obtenido un cuerpo más joven y estéticamente agradable, tendrás una poderosa razón para continuar.

Cuando finalmente te ves cómo quieres verte, se va a reducir la motivación para mantener el rumbo. A partir de ese momento, tu objetivo debe ser conservar un cuerpo joven, firme, atractivo y saludable.

¿Será posible que esta rutina aumente tu vanidad? Espero que sí. Si la vanidad te motiva, habrás logrado beneficios para el cuerpo, la mente y el alma al eliminar el terrible problema de exceso de grasa corporal.

Recomienda esta rutina a amigos o familiares. Les darás una herramienta para obtener y mantener una mejor salud. También les ayudará a mantenerse alejados de dietas que hacen más daño que beneficio. ¡Es difícil encontrar un programa que te hace ver mejor desnudo que con la ropa puesta!

Espera que tu juicio sea totalmente arbitrario el primer par de veces que observes tu cuerpo. Es normal: un día podrías pensar que te ves impresionantemente bien y el siguiente un caos absoluto.

Todo esto dependerá del estado de ánimo en que estés cuando despiertes. Por lo tanto, debes hacerlo a diario, porque la repetición disminuye la pasión y aumenta la objetividad.

Puedes usar la siguiente tabla para hacer un seguimiento de lo que ves en el espejo. Por favor, has copias de estos gráficos para mantener un registro de lo que está sucediendo.

SEMANA 1

	Domingo	Lunes	Martes	Miércoles	Jueves	Viernes	Sábado
Cabello							
Cara							
Mejillas							
Cuello							
Brazos							
Pecho							
Abdomen							
Caderas							
Muslos							
Pantorrillas							
Piel							

SEMANAS 2 A 8

	Semana 2	Semana 3	Semana 4	Semana 5	Semana 6	Semana 7	Semana 8
Cabello							
Cara							
Mejillas							
Cuello							
Brazos							
Pecho							
Abdomen							
Caderas							
Muslo							
Pantorrilla							
Piel							

Puedes utilizar los siguientes símbolos:

Se ve bien: +

Mejor que antes: √

Peor que antes: ---

Medidas Corporales

Una rutina más precisa y a su vez complicada es la antropometría, que consiste en tomar medidas de tu cuerpo. Para este método, necesitas una cinta métrica, tu cuerpo desnudo, y mucha, mucha práctica.

El programa descrito en este libro provoca una pérdida gradual de volumen que es casi imposible de identificar. De hecho, más del 95% de mis pacientes vienen a quejarse de que sus cuerpos no están respondiendo cuando en realidad han perdido exceso de grasa.

He conocido a muy pocas personas que pueden identificar qué, dónde y cuánto perdieron sin tomar medidas y sin tener que revisar el espejo. Casi siempre son deportistas de alto rendimiento.

El resto de los mortales -yo incluido - requieren de herramientas: un espejo, una cinta métrica, una fotografía o la ropa que no se ajustaba más, para poder identificar los cambios del cuerpo.

135

Por lo tanto, es esencial que utilices pruebas objetivas. Incluye lo que ves en el espejo, pero no te quedes solo con eso.

Pésate, mide tus circunferencias, toma fotografías, observa tu cuerpo en el espejo, prueba ropa que no encajaba antes y mantén un registro de todos estos cambios.

El área exacta a medir no es tan importante como medir en el mismo lugar cada vez que lo haces.

Estas son las circunferencias que tomo, teniendo cuidado de que la cinta métrica esté paralela al piso (te ayudará un espejo):

Brazo: a mitad de camino entre el codo y el hombro, con el brazo extendido a un lado.

Busto: la cinta debe cruzar ambos pezones. Las mujeres deberían idealmente medir sus pechos sin brasier.

Pecho: debajo del busto en la parte inferior del esternón.

Cintura: la parte más estrecha de la cintura. Se encuentra usualmente a medio camino entre la parte inferior del esternón y el ombligo, justo debajo de la parte más baja de la caja torácica.

Ombligo: sobre el ombligo

Abdomen inferior: a medio camino entre el ombligo y el hueso púbico.

Caderas: la cinta de medir va sobre la parte más grande de ambos glúteos y en la parte delantera, sobre el hueso púbico, a menos que la parte inferior del abdomen se cierne sobre el pubis. En este caso ten cuidado de que la cinta métrica esté paralela al suelo.

Muslo: la cinta métrica va justo debajo de la ingle y sobre cualquier protuberancia que aparezcan en la parte externa de la pierna. Es raro que esta medida esté paralela al piso.

Pantorrilla: Toma múltiples medidas hasta encontrar la circunferencia más grande posible.

La primera vez que lo haces, toma tres medidas y anota el promedio de las tres. Con la práctica, serás capaz de ser preciso tomando circunferencias.

Una palabra de precaución: debe hacerlo la misma persona porque todo el mundo mide de manera diferente.

Esta tarea debe llevarse a cabo diario durante dos semanas consecutivas. Después de eso, puedes hacerlo una vez a la semana. Puedes anotar los resultados en la siguiente tabla (recomiendo en centímetros, aunque puedes utilizar pulgadas): Abajo esta un dibujo de los sitios de donde obtengo las medidas de mis pacientes:

Día	Brazo	Senos	Pecho	Cintura	Abdomen	Cadera	Muslo	Pant.
1								
2								
3								
4								
5								
6								
7								
8								
9								
10								
11								
12								
13								
14								

Semana	Brazo	Senos	Pecho	Cintura	Abdomen	Cadera	Muslo	Pant.
3								
4								
5								
6								
7								
8								
9								
10								
11								
12								

Esta figura identifica los sitios en donde yo tomo medidas:

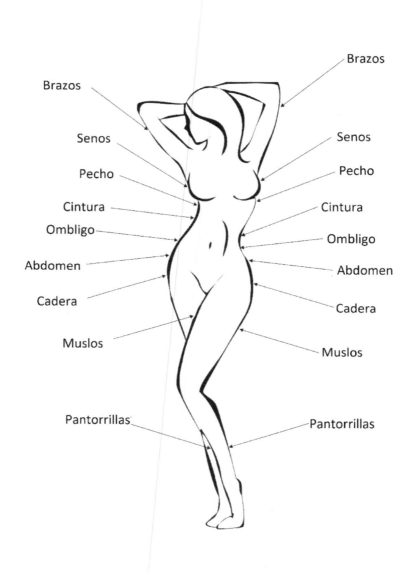

Como interpretar los cambios:

Senos: Cuando esta circunferencia se reduce, estás perdiendo grasa del pecho o senos. Si tú eres mujer, asegúrate que no estás perdiendo busto. Una pérdida de grasa de busto genera el "efecto rebote" lo cual significa que vas a recuperar lo que perdiste y aún más.

Comprueba que tus pezones se mantienen exactamente dónde estaban al principio. Unos pezones que empiezan a pueden estar indicando la perdida de grasa estructural, y esto no debe suceder. Si tus senos se están reduciendo, es crítico que aumentes el número de Paquetes de Equilibrio para evitar que se cuelguen, AUNQUE TUS SENOS SEAN GRANDES. Aquí están unas fantásticas noticias: ¡los pezones que ya están caídos ¡casi siempre regresan a su ubicación original con este programa!

Pecho: Esta circunferencia se reduce al comer cada 2 a 3 horas. Si tu pecho se mantiene igual, significa que no estas comiendo tan seguido o a la hora que debes. Sé obsesivo en relación a la hora en que comes, y usa la alarma de tu celular para recordarte de dejar de hacer lo que estés haciendo y comer.

Cintura y ombligo: La grasa de la cintura se encuentra estrechamente relacionada con deficiencias, usualmente de fruta, verduras, y legumbres, aunque la falta de grasas y proteínas también influye. Si estas medidas se mantienen iguales, estas dejando fuera algo en forma inadvertida.

Mide las porciones de tus alimentos correctamente, y si alguna vez tienes duda, agrega un poco más. Si tienes una rebanada de 25 gr de queso y una de 35gr de queso, opta por la más grande. ¿Crees que mides las porciones a la perfección? Entonces agrega las hojas verdes que puedas.

Abdomen: Si no estás perdiendo esta área, puede ser por una de tres cosas: una dieta desequilibrada, fibra soluble insuficiente, o estrés crónico persistente.

Las Semanas 1 y 2 fueron diseñadas para reducir esta región. Si es necesario, repítelas una y otra vez hasta que veas cambios. Recuerda que el resto de tu cuerpo reducirá lentamente si tienes exceso de grasa en el abdomen inferior.

La fibra de la dieta, el intestino irritable, y los parásitos pueden causar distensión abdominal. Esto hace que sea difícil identificar si estás perdiendo grasa del vientre inferior. Si tienes, o sospechas que tienes el intestino irritable o parásito, habla con tu médico para que pueda darte el tratamiento adecuado. Mide esta parte del cuerpo al despertar cuando la hinchazón está en su nivel más bajo.

Si después de hacer todo esto todavía no se desinflama el abdomen inferior, considera seriamente la posibilidad de buscar ayuda para disminuir el estrés en tu vida. Tal vez es necesario orientación psicológica, grupos de apoyo, meditación, actividad física regular, grupos de oración, yoga, etc.

También es posible que tengas el colesterol malo muy elevado, o niveles altos de triglicéridos, ácido úrico alto, glucosa en sangre o presión arterial alta. El bajo vientre se desinflama sólo cuando estos parámetros se normalizan. Una gran ventaja del programa es que aun cuando no pierdes peso y volumen, fomentas la normalización de estos elementos.

Cadera y Muslos: Las células de grasa en estas zonas tienen más receptores de estrógenos que otras partes del cuerpo, por lo que los cambios hormonales (embarazo, anticonceptivos, menopausia) les afectan. La grasa de la dieta también: el exceso de grasa en tu dieta puede generar un aumento de muslo y caderas.

Si los muslos no disminuyen, es porque estás comiendo más grasa de la necesaria. Revisa cuidadosamente todos los alimentos que estás comiendo. Sé crítico de la forma de preparar tus comidas. Muchos productos empaquetados, como la sopa instantánea, tienen una gran cantidad de grasas, y no son buenos para este programa.

Si alguien te cocina, asegúrate que te preparan la comida tal y como se indica en el programa.

También el estrés afecta nuestra ingesta de grasas porque cuando estamos tensos, la "zona fantasma" aumenta, los alimentos cargados de grasa se vuelven más atractivos, y comemos más grasa de lo que creemos.

Pantorrillas: Al igual que los pechos, esta circunferencia debe tener un cambio mínimo. Las pantorrillas son un buen reflejo de nuestra masa muscular. Cuando bajan, puede significar que estamos perdiendo lo que no queremos perder (masa muscular), y recuerda que este es el primer paso para activar la eficiencia metabólica (starvation mode).

Puedes asegurar de que estás reduciendo exceso de grasa en los lugares correctos, y sin generar eficiencia metabólica (starvation mode), por medio del espejo y la cinta métrica.

Toma con calma la medición de peso y volumen, sin importar lo que haya sucedido. Los cambios negativos de las medidas pueden causar severos ataques de angustia, ira, y amnesia en casi todo mundo. No hagas eso. No es culpa de tu cuerpo que lo castigaste sin piedad durante años con dietas severas, ridículas, y no saludables.

En mi práctica del día a día, veo dos reacciones típicas:

La primera es cuando un paciente descubre que él o ella ha perdido peso y dice: "¿Por qué perdí peso si hice una dieta tan desastrosa?"

La segunda es cuando el peso sube, y él o ella dicen: "No entiendo por qué sucedió esto, si hice el programa a la perfección."

Para empezar, nadie hace un "programa perfecto de pérdida de peso." Si piensas esto, te estás engañando, y no te va a ayudar en nada.

Cualquier persona que hace el programa con diligencia obtendrá tarde o temprano resultados. Si subiste de peso, evita la amnesia selectiva a los desastres que hiciste con tu programa.

También existen eventos que hacen que subas de peso, incluso cuando estás haciendo el programa "perfecto". La razón más importante (y la que debe causar la mayor preocupación) es el antecedente de dietas severas y el uso de productos para bajar de peso.

Los que suspendieron una dieta estricta de perdida peso y dejaron de tomar píldoras que provocan la perdida peso, corren el riesgo de recuperar **todo** lo que habían perdido.

El período menstrual también provoca aumento de peso, además de hinchazón del vientre y aumento de glándulas mamarias.

ajas a climas cálidos, puedes aumentar hasta dos kilogramos (4,4 libras) debido a la retención de líquidos. Otros factores son las dietas de alto contenido de sal y tomar mas de dos copas de bebidas alcohólica.

PARA MEDICOS Y NUTROLOGOS

¿Qué dirías de un tratamiento qué resuelve menos del 5% de los casos, y que al final, deja a la enfermedad un 20% peor que al principio? Estoy de acuerdo con cualquier profesional de la salud que llegue a la conclusión que las dietas tradicionales de pérdida de peso son inútiles.

No hay una evidencia sustancial y precisa para seguir utilizando dietas de reducción, y, sin embargo, ¡la gente lo sigue haciendo todo el tiempo!

No es de extrañar que los médicos muestren poco o nulo interés en tratar de ayudar a las personas con dietas de reducción. Es frustrante y desalentador.

Y no es de extrañar que la población general está del todo decepcionada con las dietas.

La solución debe encontrarse en cambiar el evento activador, y no en la resolución de la señal, es decir, no nos debemos de enfocar en el exceso de peso.

No voy a presentar todas las investigaciones sobre los mecanismos causales, pero sabemos que no tiene nada que ver con un metabolismo lento o falta de actividad física, y peor aún, no hay evidencia clara que correlacione la cantidad de alimentos que la gente come y el sobrepeso. ¿Entonces por qué engorda la gente?

La *teoría de las proporciones* explica con más claridad POR QUE el sistema adiposo entra en acción. Permítanme explicar:

Nuestro cuerpo necesita proporcionalmente alrededor de 55% de hidratos de carbono, 30% de grasas y 15% de proteína.

La proteína se encuentra estrechamente regulada en forma espontánea, y no fluctúa en la población general, aunque cambie el tipo de proteína que se ingiere, ya sea animal o vegetal. El promedio de ingesta poblacional es de 14 a 18%.

Pero las grasas y los hidratos de carbono son otro asunto.

142

En cuanto a grasas, la ingestión poblacional puede variar desde un 20% (dieta típica consumida en Asia) hasta un 55% (lo que comen los Inuit).

Ahora, mi **teoría de proporciones** dice que, si la distribución de macro nutrimentos se altera en forma severa, se activan mecanismos de defensa que incrementan la capacidad del cuerpo para almacenar grasa, es decir, se activa la eficiencia metabólica (starvation mode). El problema radica en la desviación relativa de los macro nutrimentos, y no los valores absolutos.

Supongamos que alguien está comiendo cantidades excesivas de hidratos de carbono, hasta un 70% de la ingesta total, más otro 20% de proteína. Deja la grasa en un 10% de la ingesta calórica total. 70 más 20 más 10 nos da el 100%

ESTA DISTRIBUCION (PROPORCIÓN) DE NUTRIMENTOS ACTIVA LOS MECANISMOS DE ALMACENAMIENTO DE GRASA CORPORAL.

El sistema adiposo no está reaccionando al 70% de hidratos de carbono. Se está defendiendo de la carencia severa de grasa activando la eficiencia metabólica (starvation mode).

Y aquí está la trampa: La eficiencia metabólica (starvation mode) no se manifiesta con un incremento de grasa corporal hasta que la persona suspende la dieta y vuelve a su porcentaje habitual de grasa. De hecho, pierde peso y volumen ¡con esa restricción severa de grasa!

El exceso de grasa corporal no aparece mientras la persona siga con un 70% de hidratos de carbono, 20% de proteínas y 10% de grasas.

Esto es lo que ha causado un caos total en el tratamiento de exceso de grasa corporal: el peso y el volumen disminuyen, mientras que al mismo tiempo se activa la eficiencia metabólica (starvation mode).

Cuando la persona vuelve a comer una distribución normal de macro nutrimentos, es decir, cuando deja la dieta y vuelve a comer de 30 a 40% de grasa (lo normal en los Estados Unidos), su cuerpo acumula exceso de grasa corporal. Peor aún, la grasa se acumula ¡en el abdomen! Y la cantidad de grasa acumulada ¡no está relacionada con la ingesta calórica total! Está relacionada con el grado de eficiencia metabólica (starvation mode).

Es por eso qué los estudios de investigación no pueden demostrar una relación directa entre la ingesta de calorías y el aumento de peso.

Cuando se cambia de una ingesta de 10% de grasa a un 35%, se acumula exceso de grasa corporal.

Es lo que ocurre con las personas que se desplazan de sus países de origen a los Estados Unidos.

No es el 30% a 40% de grasa en la dieta que se consumen en los Estados Unidos la que causa acumulación de exceso de grasa corporal; es el cambio del 10 o 20% al 35 o 40%.

Por eso las personas terminan 20% más gordas después de dos años de seguir una dieta estricta. ¿Suena complicado? Bueno, ¡lo es!

Ahora, ¿qué pasa con las dietas que aumentan las grasas a un 60 o 70%? Eso deja 15% de proteína y 15 a 25% de hidratos de carbono. Efectivamente se pierde peso y volumen, pero de nuevo, se activa la eficiencia metabólica (starvation mode), y cuando la gente come cantidades NORMALES de hidratos de carbono, reaparece el exceso de grasa corporal, para acumularse en el abdomen.

¿Cómo llegue a estas conclusiones?

Decidí comenzar a crear dietas con diferentes porcentajes de macro nutrimentos. Les daba una dieta durante cinco días y luego les pedía que comieran lo que quisieran durante el fin de semana. Si una distribución de macro nutrimentos provocaba un aumento de volumen durante el fin de semana, la quitaba de mi arsenal de tratamiento.

¿Con que terminé después de años de ajustes a la ecuación de macro nutrimentos? Terminé con las dietas en este libro y con una manera de dirigir la pérdida de grasa corporal.

Nuestro trabajo no es sólo ayudar a las personas a perder exceso de grasa; también estamos aquí para evitar que vuelva a suceder. Nuestro trabajo no es sólo hacer que la fiebre desaparezca, también es tratar la causa subyacente.

Tenemos que encontrar la dieta que ayude a las personas a mantener su peso cuando regresan a condiciones de vida libre.

Y esa dieta debe permitirles comer lo que quieran los fines de semana sin recuperar peso o volumen. Me alegra decir que he encontrado una manera, pero no es fácil.

¿Cómo fallamos al tratar el exceso de grasa corporal?

Hay un ERROR ENORME que hemos cometido durante años al estar concentrándonos sólo en la pérdida de peso, y últimamente solo en la pérdida de peso y volumen. No es suficiente. No podemos centrarnos sólo en una o dos circunstancias, debemos tener en cuenta TODAS LAS CAUSAS DEL ACUMULO DE GRASA CORPORAL.

Todo médico sabe que ni el exceso de peso ni el IMC, identifica el exceso de grasa corporal con precisión. Lo que identifica a la obesidad es el porcentaje corporal lo cual es más del 25% en hombres y 30% en mujeres.

Ahora, si el peso no identifica con claridad el exceso de grasa corporal, ¿por qué tratamos de resolver un problema con un instrumento de medición inespecífico?

Como médicos, debemos esforzarnos por lograr tres cosas en alguien que tiene exceso de grasa corporal.

Tenemos que reducir el VOLUMEN y peso.

Tenemos que hacer que desaparezca en los lugares correctos.

Y tenemos que asegurarnos de que **el peso y el volumen permanezcan alejados cuando la persona suspende su dieta.**

Hemos llevado al mundo entero por un mal camino haciendo que las personas centren su atención en un instrumento que no resolverá sus problemas y que puede incluso empeorarlo.

Imagínese un médico que les dice a sus pacientes que tomen su temperatura corporal para decidir la cantidad de calorías que deben comer dependiendo de las lecturas de temperatura. Eso sería extraño, ¿verdad?

Aquí hay otra complicación: el peso corporal está relacionado con el sistema adiposo, pero también como todos los otros sistemas.

Si falla el sistema cardiovascular, se sube de peso.

Entonces, ¿por qué culpar al sistema adiposo de un aumento de peso, y no a los otros sistemas?

¿Y por qué les decimos a nuestros pacientes que limiten su ingesta de alimentos cuando sabemos qué a largo plazo, no funciona?

Puesto que la báscula no tiene ni especificidad ni sensibilidad en cuanto a los cambios de tejido adiposo, yo utilizo una cinta de medir para realizar un seguimiento de la reacción del cuerpo a las manipulaciones dietéticas.

Durante años, tome medidas a mis pacientes desnudos o en ropa interior. Así pude identificar el efecto en EL CUERPO ENTERO. Después de años de observación, descubrí ecuaciones matemáticas que compartiré con ustedes. Estas son:

ECUACIONES PARA MOLDEAR EL CUERPO:

La pérdida de grasa en el tercio superior del abdomen y mejillas:

50% de hidratos de carbono, 20% de proteínas y 30% de grasa. Proteínas de alta calidad, si es posible, uso proteína en polvo.

La pérdida de grasa en el tercio medio del abdomen:

55% de hidratos de carbono, 15% de proteínas y 30% de grasa
Una abundancia de verduras de hojas verdes: jugos, batidos, etc.
Tanta variedad como sea posible: pasta, arroz, quinoa, tortilla, panecillo, etc.

La pérdida de grasa en el tercio inferior del abdomen y papada:

55% de hidratos de carbono, 15% de proteínas y 30% de grasa
35 gramos o más de fibra, 50% o más de fibra soluble

La pérdida de grasa en las caderas, los muslos y los brazos:

58% de hidratos de carbono, 15% de proteínas y 27% de grasa
Más de 1.600 calorías por día, idealmente más de 1.800 calorías por día
Los siguientes alimentos sobresalen en la movilización de la grasa de los glúteos: papaya, manzana, plátano, maíz cocido frío, papas cocidas frías, frijoles cocidos fríos, papaya y cualquier pasta, ya sea de trigo o de arroz.

La pérdida de grasa en los hombros:

55% de hidratos de carbono, 15% de proteínas y 30% de grasa
Por lo menos 2.000 calorías por día

La pérdida de grasa en el pecho:

No se necesita ningún equilibrio si los pacientes comen en horas específicas.
El paciente tiene que comer algo cada 2 a 3 horas

Para senos más firmes:

52% de hidratos de carbono, 15% de proteínas y 33% de grasa
Por lo menos 1.800 calorías por día
Por lo menos 2 onzas (60 gramos) de repostería por día

Para reducir la celulitis:

Muy bajo contenido de grasa saturada (menos de 5% del valor calórico total).
Extractos de verduras de hojas verdes, o jugos, o batidos.

Para unos glúteos más firmes y pantorrillas más gruesas:

52% de hidratos de carbono, 18% de proteínas y 30% de grasa
10% de grasa animal y 20% de grasa vegetal
10% de proteína de productos lácteos: queso, proteína de suero, etc.
Más de 2.100 calorías por día

Para un cuerpo marcado:

53% de hidratos de carbono, 20% de proteínas y 27% de grasa
Más de 2.000 calorías por día
Las comidas se programan cada dos horas
(Esta ecuación puede hacer que el busto de una mujer disminuya de tamaño,
pero no queda flácido)

Te invito a utilizar estas ecuaciones para crear tus dietas y probarlas en tus pacientes. ¡Los resultados pueden ser fascinantes!

Una solución más fácil es comprar las dietas para moldear en mi página Web boliodiets.

A medida que utilices estas dietas, obtendrás experiencia en elegir la más adecuada para cada paciente.

Todas mis dietas utilizan alimentos con un índice glucémico bajo, por lo que no tienes que preocuparte de dárselas a tus pacientes diabéticos.

El siguiente paso es el más difícil para nosotros: ¡averiguar que tan bien están siguiendo las instrucciones nuestros pacientes!

Te diré, la gente cree que se aplican todos los programas a la perfección.

Esto es imposible ya que los pacientes están en un ambiente libre, y por lo tanto entre el 20 y el 40% de las calorías ingeridas se van a consumir en la Zona Fantasma.

La UNICA manera de ser ALGO confiados que están comiendo lo que se supone que deben comer, es ponerlos en una instalación donde todo lo que deben hacer es relajarse y comer lo indicado.

Si hay alguien por ahí interesado en crear una "clínica de adelgazamiento" estaría FASINADO en hacerlo. Todo lo que necesitamos es un lugar de vacaciones que quiera cambiar la vida de las personas.

Cuando la gente hace eso, pueden perder 5 a 7 tallas de ropa ¡en menos de un mes! Se pierde tanto peso, que ni siquiera los miembros de la familia ¡reconocen a mis pacientes!

Esto sucedió con una paciente. Le dije que tomara vacaciones para hacer la dieta sería la forma más rápida para perder peso. Tomó en cuenta mi consejo y se fue a una ciudad costera con su niñera de infancia. Durante todo un mes se relajó y disfrutó de su dieta. Cuando regresó, el personal de seguridad que protegía a su oficina y que la habían conocido durante años, no la reconocieron y ¡no le permitieron entrar a su oficina! Ella era la secretaria personal de un secretario de Estado, he ahí la razón para los guardaespaldas.

Ah, y yo tampoco la reconocí yo. Regresó con una figura espectacular y un rostro que la hacía ver ¡20 años más joven!

De hecho, yo quiero ser el primero en probar esta clínica de adelgazamiento. ¿Obtener un abdomen cortado y mirarme 20 años más joven, mientras como todo tipo de platos imaginables? ¡Oh, sí, inscríbanme!

Ok, volviendo a la realidad, y a lo que nos enfrentamos todos los días: TOMA MEDIDAS O PÍDELE A ALGUIEN QUE LO HAGA POR TI.

Es la única manera de saber si una persona ha aplicado su plan tal y como se lo indicaste.

El lugar exacto para medir circunferencias no es tan importante como hacerlo de manera consistente en las mismas áreas. Y, por supuesto, debes entrenar a tu técnico o enfermera para que sean precisos. Ya he mencionado las áreas a medir.

El cambio de circunferencia de un paciente es la única manera que sabrás si él o ella han comido de la forma que le recomendaste o no.

He aquí un resumen de lo que debes considerar si las medidas suben:

Brazo: comieron más grasa de la programada. En lugar de reducir la grasa en el menú, intenta aumentar los hidratos de carbono.

Hombro: no comieron suficientes calorías. Aumenta el valor calórico.

Senos: o no comieron cuando se suponía que debían, o en mujeres, podría ser que sus pechos se hicieron más grandes. Explícales lo importante que es comer cuando se supone debes hacerlo. Si los pechos engrandecen y tus pacientes mujeres no les importa o son incluso felices, ¡que continúen con el plan! Pero si no está satisfechas con los pechos, debes revisar con ellas cuántos pasteles extras ¡están disfrutando!

Pecho: no comieron en las horas programadas. Insísteles en comer cuando se supone que deben hacerlo.

Tercio superior del abdomen: necesitan más proteínas en la dieta. Considera subirles hasta el 20% de las calorías provenientes de proteínas.

Tercio medio del abdomen: no están comiendo suficientes verduras, frutas, legumbres, y no comen una dieta equilibrada. Deben de registrar su ingesta.

Tercio inferior del abdomen: están viviendo acontecimientos estresantes en su vida. Aumenta la fibra soluble por medio de la cáscara de psillium plántago, o a través de alcachofa, y ayúdales a establecer técnicas de control de estrés

Caderas: esta medida es un poco compleja ya que pueden aumentar por el músculo glúteo, por grasa glútea, ¡o por ambos! Observa críticamente los glúteos. ¿Son firmes y tonificados? Entonces todo va bien. Si, por lo contrario, están flácidos, es porque la grasa glútea está aumentando. Esto significa que están comiendo más grasa de la que el cuerpo puede utilizar. En lugar de reducir las grasas, intenta aumentar los hidratos de carbono.

Muslos: comieron excesos de grasas. Considera aumentar hidratos de carbono. Por cierto, si las caderas suben y los muslos bajar, significa que se está incrementando el músculo glúteo. ¡Este es mi sueño hecho realidad!

Pantorrilla: Están aumentando la masa muscular o reteniendo líquidos. Si es por retención de líquidos, generalmente se debe a una baja ingesta de sal. Pídeles que suban la sal en la dieta. Y no se preocupen por su presión arterial mientras estén perdiendo peso y volumen.

Todas mis dietas tienen menos de 2 gramos de sal por día, PERO SOLO CUANDO UTILIZAN SAL PARA PREPARAR SUS COMIDAS. Si el paciente no usa sal al cocinar, esto equivale a una dieta con restricción severa de sal, y por lo tanto se producirán cambios extremos en los líquidos corporales, es decir, su peso irá hacia arriba y abajo en forma severa.

Una palabra de precaución: cuando las personas NO pierden peso y volumen, siempre dicen que siguieron el programa a la perfección. ¡Y en sus mentes, lo hicieron! Pero si las mediciones no bajan, no están haciendo lo se supone que deben hacer.

Cuando esto sucede, yo digo que la dieta no funciona. No porque la dieta no funcione, sino porque no se adaptó al estilo de vida del paciente.

Es el tiempo para ayudar a los pacientes a encontrar una solución.

Si no les gustan las verduras, has que se preparen licuados de verduras, o se preparen extractos con sus verduras. O bien, envíalos a clases de cocina para que aprendan a preparar platos sabrosos de verduras. No es no les gusten las verduras; ¡simplemente no saben cómo prepararlos para que sepan ricos!

En mi práctica diaria, encuentro los siguientes impedimentos de la pérdida de volumen:

El miedo a la comida (este es el número uno)

El miedo de la báscula (este es el número dos)

La ignorancia total de la nutrición

Uso previo de dietas muy bajas en hidratos de carbono

Uso previo de dietas muy bajas en calorías

Meseta

Cirugías mayores: amigdalotomía, extirpación de la vesícula, cesárea, apendicetomía, histerectomía, etc.

Expectativas ilógicas

Falta de tiempo

Aburrimiento

Una vida muy estresante

Insomnio

Deterioro de la micro-biota

Intestino permeable

Luego hay otro evento que me ha desconcertado durante años:

Si los pacientes tienen algún parámetro de laboratorio alterado, tal como colesterol LDL alto, A1C elevado, hemoglobina baja, etc., no perderán peso, o lo perderán muy lentamente hasta que estos se normalicen.

Afortunadamente, mis dietas ayudan a las personas a normalizar sus parámetros de laboratorio. Estoy muy contento con estos resultados, pero, por otro lado, no estoy conforme con lo siguiente: he creado un programa de pérdida de peso al que le importa poco la pérdida rápida de peso. Mis programas primero ayudan al cuerpo a recuperar la salud, y sólo después causan una pérdida rápida de peso y volumen. ¡Uf!

¿Puedes imaginar mi frustración?

Hay otra razón para no perder peso, y para explicarlo, voy a contar una historia acerca de un paciente.

Un paciente que tenía sangre en la orina vino a verme, no para perder peso, sino para saber si mi dieta podría ayudarle a eliminar la sangre de la orina. Habían revisado todos los posibles factores causales y todos sus estudios habían dado resultados negativos. Esto no significaba la ausencia de una enfermedad grave del tracto urinario, solo decía que nada había salido positivo. ¡Uf otra vez!

Le comenté que había tenido casos fascinantes de personas quienes habían revertido muchos problemas con mi dieta, incluyendo cáncer, y a pesar de que sus médicos no tenían un diagnóstico definitivo, el programa no le haría daño.

Después de un mes a dieta, la sangre en la orina desapareció. ¡Nos hiso a los dos muy felices! Y eso fue más que suficiente razón para que él continuara con la dieta.

Yo le expliqué que a pesar de que la sangre había desaparecido tenía que continuar checándose por su urólogo para descartar cualquier problema grave, como cáncer o tuberculosis.

Aquí está la parte fascinante: ¡no perdió nada de peso ni volumen! Pero estaba tan contento con los resultados que continuó con la dieta, no para perder peso, ya que no perdía nada, sino porque había desaparecido la sangre en orina.

Seis meses después regresó a verme, completamente aterrado porque había perdido DIEZ LIBRAS EN UNA SEMANA.

Sabía que la sangre en la orina podía ser un signo de cáncer y estaba horrorizado al considerar esta posibilidad.

Le tome medidas, lo envié a ser revisado por su urólogo, y le pedí que regresara en una semana para volver a tomar medidas.

Una semana más tarde había perdido 5 libras más, y afortunadamente no redujo de pantorrilla, lo que me llevó a concluir que estaba eliminando exceso de grasa corporal y no masa muscular.

Para que alguien pierda solamente exceso de grasa corporal de manera tan espectacular comiendo en abundancia, es casi imposible que tenga alguna enfermedad subyacente.

Por lo tanto, le dije que no se preocupara, y que esperara los resultados de laboratorio, los que muy probablemente serían normales.

¡Y así fue! No hubo sangre en la orina, ¡y no hubo evidencia de cáncer!

Es un caso anecdótico, pero muchos de mis pacientes han pasado por situaciones similares: mantienen el peso y volumen semana tras semana, y después de meses de espera, de repente comienzan a perder exceso de grasa corporal a un ritmo espectacular.

¿Por qué será que algunas personas no pierden peso y volumen con una dieta equilibrada? ¿Qué problema subyacente podría dificultar la pérdida del exceso de grasa corporal? La mayor parte del tiempo, no me entero.

Y no todo el mundo pierde volumen con esta dieta. Alrededor del 80% de mis pacientes pierden exceso de grasa corporal, mientras que el otro 20% no lo hacen. De ese 20%, 5% suben peso y volumen.

¿Por qué será que algunas personas no pierden volumen, o incluso suben algo? Tal vez mañana vamos a encontrar todas las respuestas. Y, obviamente, cuanto más aprendamos sobre por qué nuestro cuerpo acumula exceso de grasa corporal, más eficientes seremos en el tratamiento de esta.

Esto me parece más fascinante que angustiante. A decir verdad, el sistema adiposo es un territorio que estamos apenas comenzando a explorar.

He aquí otro fenómeno que me fascina: he tratado a pacientes que revierten el daño renal leve debido a la diabetes. Y los pacientes diabéticos que he tratado han vivido con su glucosa en la sangre en niveles normales durante años. Puedo incluir a mi madre y otros miembros de la familia en esa lista.

Hay otro fenómeno qué les encantará a mis colegas médicos.

El programa ayuda a controlar la diabetes, la presión sanguínea alta, HDL bajo, LDL alto, sedimentación globular elevada, hígado grasoso, asma bronquial, lupus eritematoso sistémico, cáncer, EPOC, fatiga crónica, fibromas, fibromialgia, artritis reumatoide, insomnio, depresión, ira, capacidad disminuida para luchar contra las infecciones, obnubilación, poli mialgia, infertilidad, libido baja, pérdida de cabello, canas, acné y muchos otros problemas.

¿Cómo puede una dieta afectar a tantos sistemas diferentes?

No lo hace. Creo que el cuerpo está curándose con los nutrimentos adecuados. Pero es una manera maravillosa de ayudar a nuestros pacientes a recuperarse de lo que tengan.

Ahora, acerca de las personas que no pierden peso o incluso suben un poco: Mi recomendación para estos casos es aplicar lo que llamo el "protocolo de campo de concentración", ya que ni una sola persona que sobrevivió a los campos de concentración salió obeso.

Les doy el protocolo Simeons con gonadotropina coriónica humana o HCG (HCG en inglés) debido a que este programa da resultados similares a mis dietas, es decir, cuando se hace correctamente, la dieta HCG provoca una mínima pérdida de grasa estructural o masa muscular. Pero después de la dieta Simeons, deben volver a comer una dieta ad libitum.

Una palabra sobre los suplementos: mantente lejos de ellos.

Yo además de pesar, mido pacientes, y puedo afirmar que no he encontrado un solo suplemento, medicamentos o combinación que brinde resultados útiles en la movilización de la grasa corporal (exceptuando la naloxona).

Y esto no es lo menos grave. Dado que los pacientes sienten que "la píldora" es suficiente, no siguen el programa, y cuando les tomo medidas, encuentro que subieron de volumen, aunque hayan perdido peso.

Hay una combinación que utilicé hace años con un éxito extraordinario: naloxona más fenfluramina. Mis pacientes se inyectaban naloxona y al mismo tiempo tomaban fenfluramina. Esta combinación generó resultados espectaculares, y era común ver reducciones de 5 a 7 tallas ¡en un mes!

Esto equivalente a una pérdida de 30 a 40 libras de grasa corporal. Esto es imposible, pero como no lo sabía, ¡ni siquiera consideré publicarlo!

Por cierto, usé esta combinación 15 años antes de la locura de Phen/Fen.

Pero ni naloxona, o fenfluramina, o ningún otro medicamento enseña a la gente a comer de una manera equilibrada, es decir, es inútil para el control de peso a largo plazo. Ahora podemos usar naloxona nasal, pero a un costo ridículamente alto. Yo prefiero usar HCG.

Hay muchas otras anécdotas que podría escribir acerca de más de 37 años tratando al exceso de grasa corporal, pero probablemente no añadiría mucho más de lo que ya has leído. Por lo tanto, vamos a concluir.

CONCLUSIONES:

Nos enfrentamos a un problema mal administrado, y la razón principal de esto es la obsesión de todos por perder peso cuando esto es totalmente inútil.

Cuando finalmente veamos al tejido adiposo como un sistema, y no como un problema, entonces seremos más hábiles para tratarlo.

Hay mucho que hacer:

Me gustaría tener un promedio nacional de múltiples perímetros corporales para cada edad, sexo, peso y etnicidad.

Me encantaría que todos los centros que tratan exceso de grasa corporal reportaran sus resultados de circunferencias, así como del peso.

Me gustaría escuchar de todos mis colegas médicos en cuanto a cómo sus pacientes diabéticos respondieron a mi programa. ¿He mencionado que visto revertirse nefropatía diabética en algunos pacientes muy disciplinados?

Tenemos que entender cómo y por qué la modificación de macro nutrimentos impacta la grasa corporal de diferentes maneras.

Y entonces surgen todo tipo de preguntas:

¿La dieta que reduce caderas lo hace porque disminuyen la actividad estrogénica a nivel celular, o por otras razones?

¿Se puede manipular la movilización de grasas de una manera que ayudemos al cuerpo a restaurar otros órganos?

¿En que se convertirá el mundo cuando todos o casi todos tengamos un cuerpo espectacular?

Encuentro todo fascinante.

Y espero que pueda contar con tu apoyo en este nuevo concepto del sistema adiposo, y, sobre todo, en el tratamiento de pacientes con una dieta ad libitum equilibrada.

Y, por último, ¡espero ver en mi vida que la tendencia para acumular grasa se revierta hacia cuerpos normales!

¡Buena cacería!

9 780999 779927